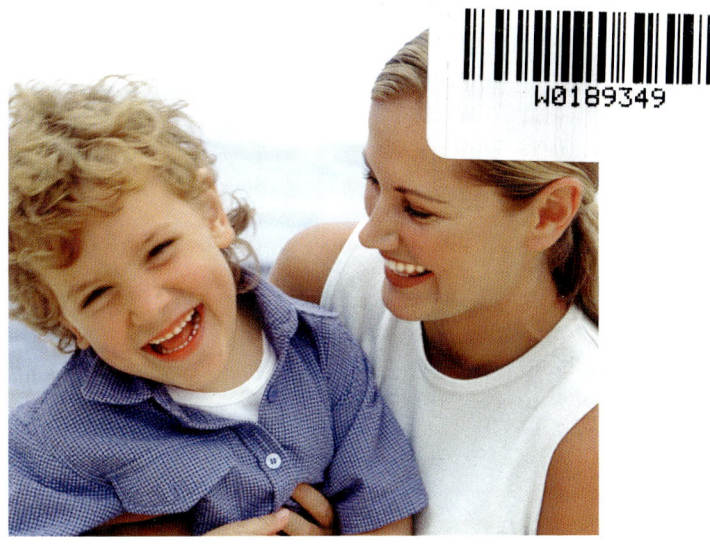

PROF. DR. MED. CHRISTINE ETTRICH
MONIKA MURPHY-WITT

ADS –
So fördern Sie Ihr Kind

➤ Alles, was Eltern selbst tun können

➤ Das 10-Punkte-Programm: Konzentration, Körperwahrnehmung und Sozialverhalten stärken

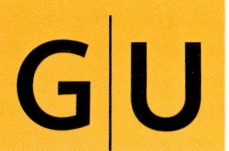

Inhalt

PRAXIS

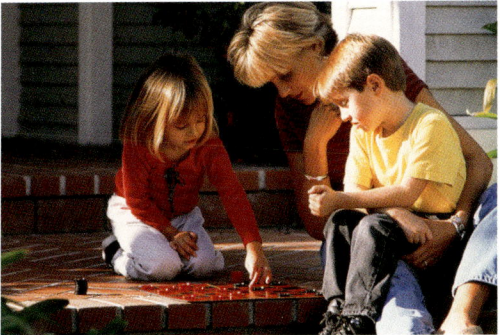

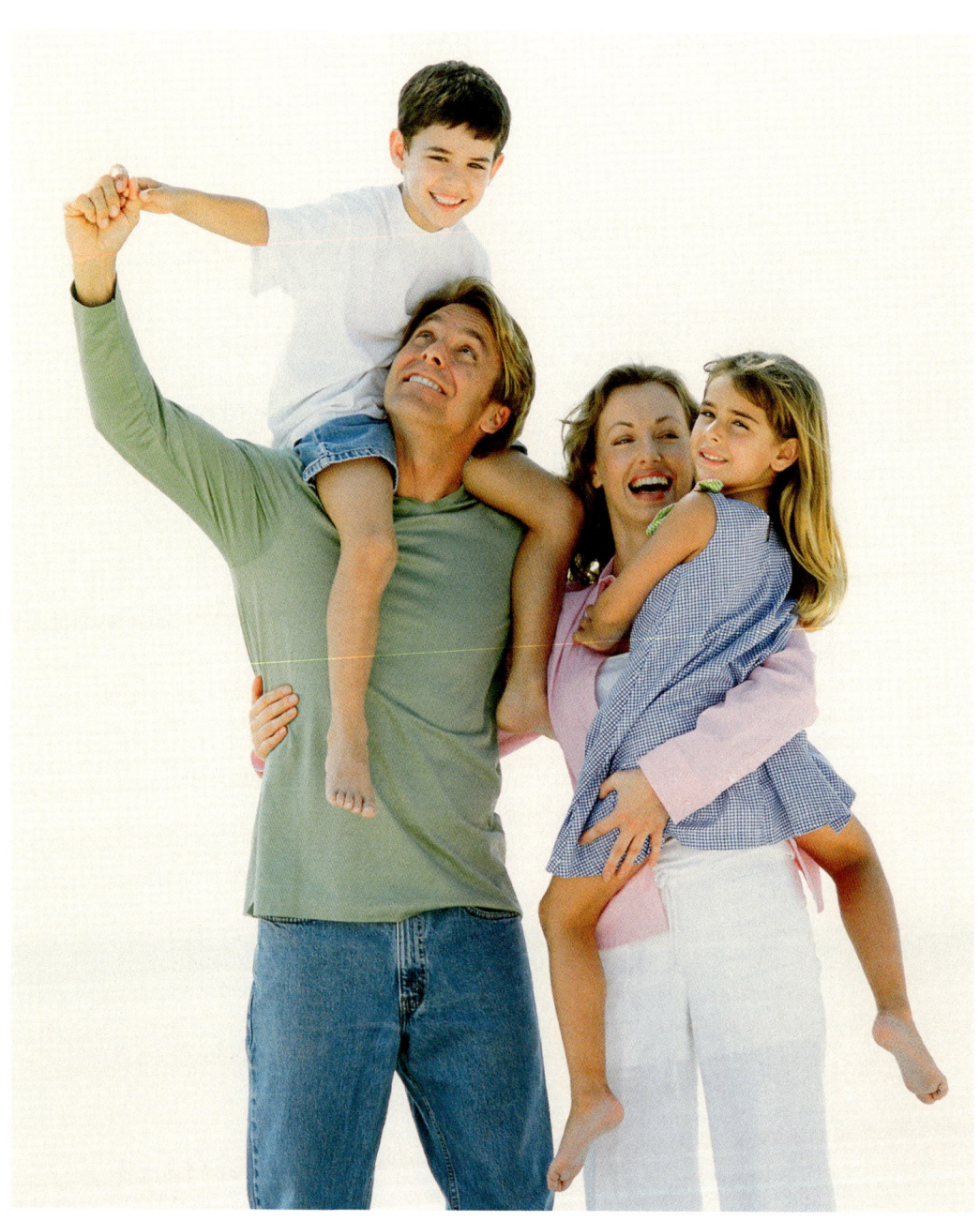

Ein Wort zuvor

Ihr Kind hat ADS – oder zumindest besteht der Verdacht darauf. Wahrscheinlich haben Sie schon eine ganze Weile Schwierigkeiten mit ihm. Vielleicht haben Sie auch bereits eine wahre Odyssee durch Arztpraxen hinter sich, bis jemand Ihre Sorgen um Ihr Kind ernst genommen und eine fachgerechte Diagnose gestellt hat. So ergeht es jedenfalls vielen Betroffenen, wie die bundesweite ADHD-Profil-Studie des Bundesverbandes Arbeitskreis Überaktives Kind e.V. und der Humboldt-Universität/Charité Berlin zeigt.

Nun gibt es eine Diagnose: ADS. Endlich haben Sie Gewissheit darüber, was mit Ihrem Kind los ist – das hilft Ihnen und vor allem Ihrem Kind. Denn Sie kämpfen nicht länger gegen extrem belastende, diffuse Alltags- und Erziehungsprobleme, sondern Sie können gezielt etwas tun. Das Wichtigste für Ihr Kind ist jetzt eine auf seine und Ihre speziellen Bedürfnisse zugeschnittene Therapie durch Fachleute. Was genau dazugehört, ob beispielsweise ein Elterntraining, eine Verhaltenstherapie oder die Gabe von Medikamenten infrage kommt – das alles finden Sie, neben Beschreibungen der Ursachen und Symptome von ADS, im ersten Teil dieses GU-Ratgebers.

Doch eine Therapie durch Fachleute reicht allein nicht aus. Wirklich erfolgreich ist eine solche Behandlung nur, wenn auch Sie als Eltern Ihr Kind fördern, und zwar spielerisch und am besten ganz nebenbei. Sie können dadurch zwar die neurobiologischen Ursachen der Erkrankung nicht verändern. Sie können aber viel dazu beitragen, die ADS-Symptome zu mildern, damit es Ihrem betroffenen Kind besser gelingt, trotz seiner Probleme sein Leben zu meistern. Denn unser Gehirn wird auch durch Erziehung und spielerische Förderung geformt und kann noch bis ins hohe Alter hinein lernen.

Für die Unterstützung Ihres Kindes bekommen Sie im Praxisteil in unserem 10-Punkte-Förderprogramm, das sich an den zehn häufigsten Problemen von ADS-Kindern orientiert, eine Fülle von Anregungen und Tipps. Werden Sie damit zum Coach Ihres Kindes, unterstützen Sie es tatkräftig dabei, trotz ADS seinen eigenen Weg und Platz im Leben zu finden. Wir wünschen Ihnen viel Mut, Geduld und Gelassenheit – und vor allem gute Nerven. Viel Erfolg!

Prof. Dr. Christine Ettrich
Monika Murphy-Witt

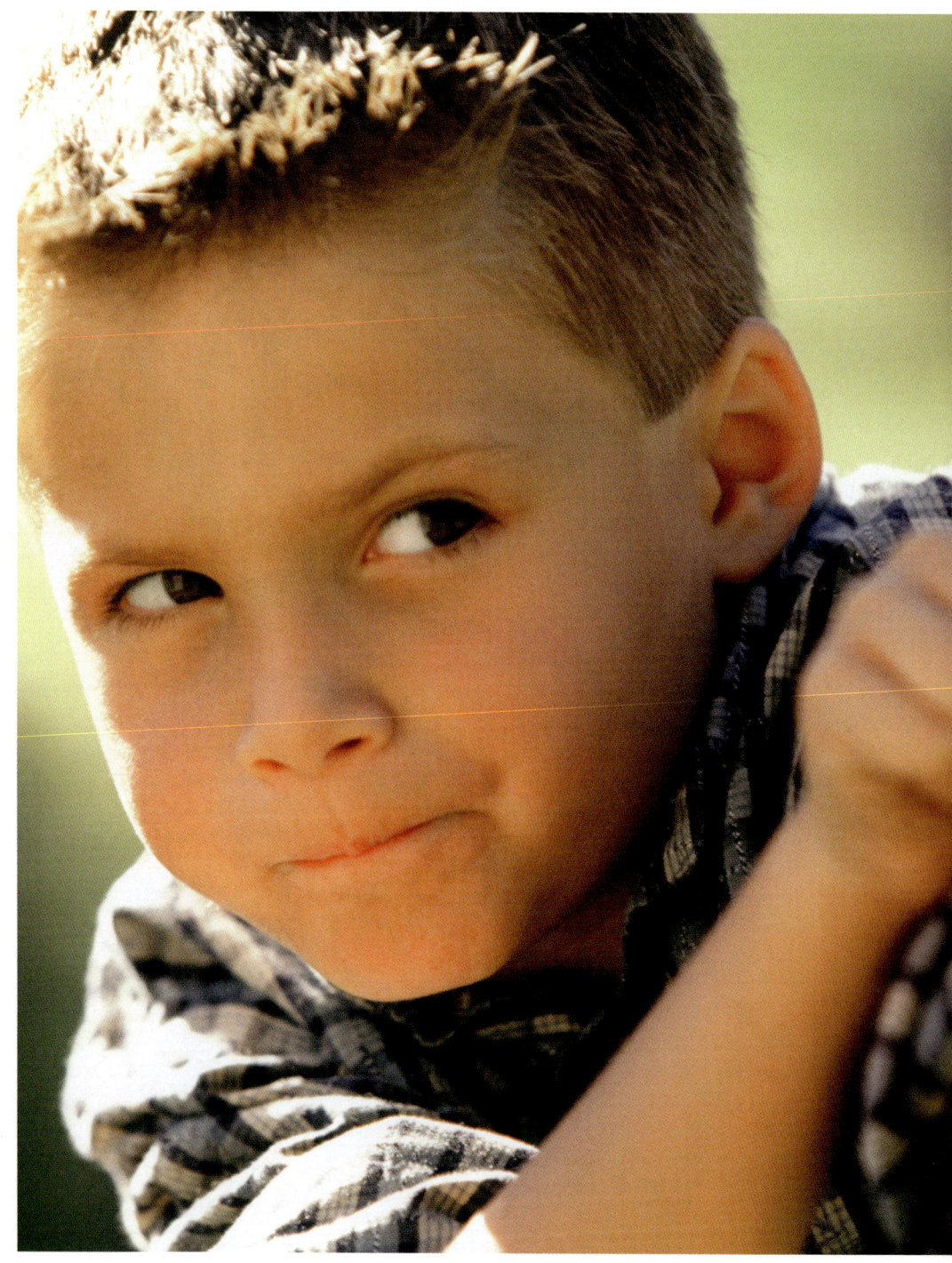

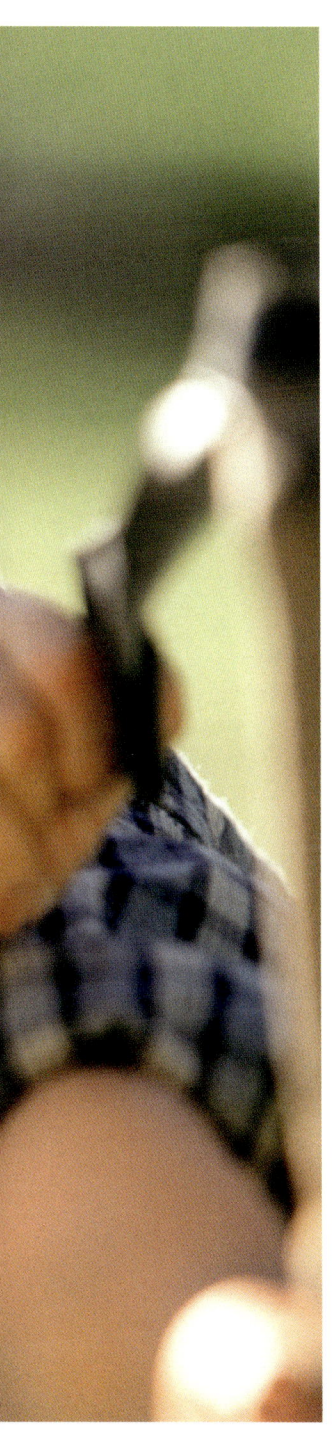

Aufmerksamkeits-Defizit-Syndrom

Noch immer wird allzu oft den Eltern die Schuld gegeben, wenn ein Kind »hyperaktiv« ist. Dabei steht längst fest, dass die Ursache für ADS vor allem im Gehirn zu suchen und das Syndrom damit neurobiologisch bedingt ist. Erfahren Sie auf den folgenden Seiten mehr über die eigentlichen Ursachen für ADS und über die vielfältigen Symptome, die ein Aufmerksamkeits-Defizit-Syndrom ausmachen. Außerdem stellen wir Ihnen zahlreiche Therapieformen vor, die ADS-Kindern und ihren Familien das Leben erleichtern können. Die Checklisten ab Seite 35 helfen Ihnen, das persönliche ADS-Profil Ihres Kindes zu erstellen.

ADS: altes Leiden mit neuem Namen

Was haben Albert Einstein, Winston Churchill, Thomas Alva Edison und Wolfgang Amadeus Mozart gemeinsam? Sie waren große, außergewöhnliche Persönlichkeiten – und als Kinder garantiert ungemein anstrengend. Würden sie heute leben, hätten ihre Ärzte vielleicht bei jedem von ihnen ein Aufmerksamkeits-Defizit-Syndrom, kurz ADS, festgestellt. Doch zu ihrer Zeit kannte die Medizin diese Störung noch nicht. Und so waren sie einfach schwierige Kinder – aus denen später ganz besondere Erwachsene wurden.

Prominente ADS-Persönlichkeiten

Inzwischen ist ADS in aller Munde. Sogar Prominente wie Whoopie Goldberg, Dustin Hoffman und Bill Gates bekennen sich dazu. Fast scheint es so, dass ADS in der westlichen Gesellschaft eine neue »Modekrankheit« geworden ist, ein Spiegel unserer »hyper-aktiven«, hektischen und schnelllebigen Zeit. Auch in deutschen Kindergärten und Schulen hat sich ADS in den letzten Jahren scheinbar wie eine Epidemie ausgebreitet: Drei bis sechs Prozent aller Kinder und Jugendlichen bis 16 Jahre – rund eine halbe Million – sind hierzulande nach Schätzung von Experten betroffen, Jungen dreimal häufiger als Mädchen. In jeder Schulklasse sitzen demnach durchschnittlich mindestens zwei dieser »Problemkinder«.

Neue »Volkskrankheit« bei Kindern?

Begriffe

● *ADS:* Aufmerksamkeits-Defizit-Syndrom. Deutsche Version von »Attention Deficit Disorder«, kurz *ADD.* Dieser von der Weltgesundheitsorganisation WHO geprägte Begriff gilt zurzeit als international anerkannte wissenschaftliche Bezeichnung. Ergänzt wird je nach Fall »mit Hyperaktivität« (+ H) oder »ohne Hyperaktivität« (– H).
● *ADHD:* »Attention-Deficit-Hyperactivity-Disorder«, auf deutsch: Aufmerksamkeits-Defizit-Hyperaktivitäts-Störung *(ADHS).* Dieser Begriff wird vor allem in den USA und anderen englischsprachigen Ländern verwendet.
In diesem Ratgeber benutzen wir durchgängig die hierzulande gebräuchliche und weithin bekannte Abkürzung *ADS.*

»Kinderkrankheit« oder Dauerzustand?

ADS »verwächst« sich nicht einfach. Experten gehen heute davon aus, dass es sich bei ADS vor allem um eine chronische Störung wie etwa Bluthochdruck oder Diabetes handelt. Nur die Hyperaktivität verschwindet bei etwa einem Drittel aller betroffenen Kinder in der Pubertät. Mit ihren anderen Problemen müssen sie aber auch weiterhin leben. Wie gut ihnen das gelingt, hängt wesentlich davon ab, wie rechtzeitig und wie intensiv ihnen geholfen wird. Studien haben gezeigt, dass ein unzureichend behandeltes ADS bei Jugendlichen zu aggressivem Verhalten, Drogenmissbrauch, Gewalttätigkeit und geringem Selbstbewusstsein führen kann. Andererseits schaffen es viele junge Leute und Erwachsene mit ADS, im Berufsleben gerade wegen ihrer besonderen Eigenschaften und Fähigkeiten mit enormer Power und Kreativität erfolgreich zu sein.

Chronisch, aber nicht unveränderbar

Von Chaoten, Nervensägen und Träumern

Je nachdem, was einem Kind hauptsächlich zu schaffen macht, unterscheiden Fachleute zwischen drei verschiedenen ADS-Typen. Wir benennen sie einfach etwas bildhaft folgendermaßen:
1. Der »*Chaoten*«-Typ: Er ist hyperaktiv, unaufmerksam und impulsiv.
2. Der »*Nervensägen*«-Typ: Er ist überwiegend hyperaktiv und impulsiv, aber weniger unaufmerksam.
3. Der »*Träumer*«-Typ: Er ist überwiegend unaufmerksam, aber weniger oder gar nicht hyperaktiv und nicht impulsiv.
Egal welcher Typ, ADS-Kinder haben meist eines gemeinsam: Sie sind schwierige Zeitgenossen. Sie sind laut, wild und stehen von morgens bis abends unter Strom. Sie zappeln ständig hin und her, toben, rennen, hüpfen, können keine Minute still sitzen und machen mit dieser Unruhe ihre Umgebung ganz nervös. Oder sie springen von einer Beschäftigung zur nächsten, fangen tausend Sachen an, ohne auch nur eine einzige zu Ende zu bringen. Sie können sich einfach nicht konzentrieren, lassen sich von der Fliege an der Wand ebenso leicht ablenken wie von einem fernen Geräusch auf der Straße. Oder sie vergessen von einer Sekunde zur nächsten, was sie gerade tun wollten. Ihr unruhiger Geist bringt ständig neue Ideen hervor, ihr Mund steht nie still, plappert, fragt und fordert Antworten auf die abstrusesten Fragen.

»Zappelphilipp« und »Hans-guck-in-die-Luft«

Schwierig und liebenswert

ADS-Kinder reagieren impulsiv, spontan und unkontrolliert, sie rennen los, ohne nachzudenken, handeln blitzschnell, ohne vorher zu überlegen. Kein Wunder, dass vieles schief läuft, einfach nicht so klappt, wie es sollte. Flüchtigkeitsfehler, voreilige Entscheidungen, Verletzungen, ja sogar Unfälle sind an der Tagesordnung – vieles davon wäre durchaus vermeidbar.

Doch Selbstbeherrschung zählt eben nicht zu den Stärken von ADS-Kindern: Sie platzen ungefragt im Unterricht dazwischen, unterbrechen jedes Gespräch, sorgen gnadenlos dafür, dass Mama nicht ungestört telefonieren kann, und sprengen garantiert jedes Familienessen. Sie wollen alles, und das sofort – ohne Wenn und Aber und am besten jeden Augenblick etwas anderes. Läuft es nicht so, wie sie es sich vorstellen, rasten sie sofort aus. Mit Frust können sie partout nicht umgehen, sie sind schnell gereizt und erregbar, nicht selten sogar aggressiv.

Neben all dem Anstrengenden und Schwierigen hat Ihr Kind auch viele liebenswerte Seiten und Eigenschaften. So sind viele ADS-Kinder absolute Energiebündel, offen und an allem interessiert, neugierig und wissbegierig, die reinsten Forschernaturen. Außerdem sind sie meist besonders kreativ und fantasievoll, nur selten nachtragend, dafür sehr einfühlsam und mit einem ausgeprägten Sinn für Gerechtigkeit ausgestattet – einfach faszinierende kleine Persönlichkeiten, einzigartig und etwas ganz Besonderes.

> »Träumer« können auch an ADS leiden.

> Die liebenswerten Seiten nicht vergessen

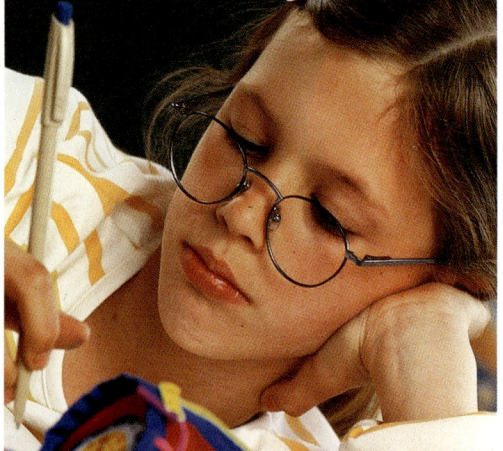

Jedes ADS-Kind ist anders

Wie kein Kind dem anderen gleicht, so sind auch bei ADS-Kindern die Symptome ganz unterschiedlich ausgeprägt. Am offensichtlichsten ist das Problem bei den »Chaoten«, die unter allen drei ADS-Hauptmerkmalen und meist auch vielen Nebensymptomen leiden. Vor allem sind sie aber hyperaktiv, impulsiv und unaufmerksam.

Die wichtigsten ADS-Symptome

Fachleute sprechen bei ADS von einem *Syndrom,* also einem Bündel verschiedener Symptome. Das sind zunächst die *drei Hauptsymptome:*
- Das Kind ist unaufmerksam und kann sich nur schlecht konzentrieren.
- Es kann seine Impulse nur ungenügend kontrollieren.
- Es ist unruhig und hyperaktiv.

Meist treten *weitere Symptome* auf, wie:
- gestörte Wahrnehmung und Verarbeitung von Sinnesreizen,
- Probleme mit der Koordination und Planung von Bewegungen,
- Schwierigkeiten mit der Feinmotorik,
- Lernschwierigkeiten und Teilleistungsschwächen, wie Lese- und Rechtschreibschwäche oder Rechenschwäche,
- Vergesslichkeit,
- abrupte und nicht selten extreme Stimmungsschwankungen,
- Schwierigkeiten im Sozialverhalten,
- aggressives Verhalten und Gewalttätigkeit,
- geringes Selbstwertgefühl und Selbstbewusstsein.

Ein ganzes Bündel verschiedener Symptome

Die »Nervensägen« dagegen sind zwar zappelig, unruhig und unkontrolliert, aber durchaus aufmerksam und konzentrationsfähig. Gehört ein Kind zu den »Träumern«, ist es extrem still, zurückhaltend, ruhig und passiv. Es bewegt sich nicht viel, sondern sitzt einfach da, träumt vor sich hin und kann schnell komplett abschalten. Gerade dieser ADS-Typ hat oft immense Probleme mit Aufmerksamkeit und Konzentration. Weil sie aber im Gegensatz zu den Zappelphilippen und Nervensägen so brav, pflegeleicht und unauffällig sind, denkt bei den »Träumern« lange niemand an ADS – leider.

Auffälliges Verhalten richtig deuten

Es ist nicht einfach herauszufinden, ob ein Kind tatsächlich unter ADS leidet oder ob an seinem schwierigen Verhalten etwas ganz anderes schuld ist. Denn die drei Hauptsymptome werden in aller Regel noch von einer Reihe anderer Schwierigkeiten begleitet, die sich oft gegenseitig bedingen (Kasten oben).

Um sicherzugehen, dass Ihr Kind nicht in eine falsche »Schublade« gesteckt wird, sollten Sie als Eltern deshalb unbedingt Rat und Hilfe bei Experten suchen. Nur wer sich wirklich mit ADS auskennt, kann eine exakte Diagnose stellen und Ihnen die richtigen Therapieempfehlungen geben – ganz individuell für Ihr Kind.

ADS auf der Spur: die Diagnose

Andere Ursachen ausschließen Dieses Kind macht mich wahnsinnig! Das haben Sie als Eltern sicher schon so manches Mal gedacht. Doch leidet es deswegen wirklich an ADS? Ist es nicht einfach wild und lebhaft? Bräuchte es vielleicht doch eine klarere Linie in der Erziehung? Oder gibt es bei Ihnen zu Hause zurzeit aus irgendeinem Grund so viel Unruhe, dass Ihr Kind deshalb so zappelig und unkonzentriert ist?

Schritt eins: Alltags-Check

Nicht alle kleinen Wilden, nicht alle geistesabwesenden Träumer leiden unter ADS. Manchmal passt das Verhalten von Kindern nur nicht mit den Erwartungen der Erwachsenen zusammen. Und nicht wenige Kinder sind mit ihrem Alltag einfach überfordert. Wenn Sie also das Gefühl haben, mit Ihrem Kind stimme etwas nicht, werden Sie so schnell wie möglich aktiv. Doch bevor Sie Ihren Sohn oder Ihre Tochter einem ADS-Spezialisten vorstellen (auf einen Termin dort werden Sie sicher ohnehin eine Weile warten müssen!), überprüfen Sie in einem ersten Schritt doch einmal in Ruhe und kritisch Ihren eigenen Alltag. Vielleicht finden Sie so schon Möglichkeiten, wie Sie Ihrem Sprössling und sich selbst helfen können.

Dazu finden Sie auf der rechten Seite eine Checkliste. Lassen Sie sich Zeit mit Ihren Antworten, und seien Sie wirklich ehrlich und selbstkritisch. Sprechen Sie mit Ihrem Partner oder Ihrer Partnerin, vielleicht auch mit Verwandten und nahe stehenden Freunden darüber. Wenn Sie die Mehrzahl der Fragen mit »Ja« beantwortet haben, mangelt es Ihrem Kind in seiner häuslichen Umgebung vielleicht an der nötigen Ruhe und Stabilität, an Halt und Regelmäßigkeit. Vielleicht ist sein Verhalten ein Hilferuf an Sie. Vielleicht möchte es einfach nur weniger Hektik im Alltag und in seinen ureigenen kindlichen Bedürfnissen nach Spielen, Bewegen und Fantasieren ernster genommen werden. Und vielleicht löst sich sein Problem und damit auch Ihres und das der ganzen Familie, wenn Sie einfach Ihr Leben in diesem Sinne umgestalten. Versuchen Sie es!

Die häusliche Situation überprüfen

CHECKLISTE: HAND AUFS HERZ

➤ Geht es bei Ihnen zu Hause oft turbulent zu?   Ja   Nein

➤ Ist die Atmosphäre bei Ihnen eher laut und unruhig als still und gelassen?   Ja   Nein

➤ Führen Sie eher ein spontanes als ein geregeltes Leben?   Ja   Nein

➤ Verläuft Ihr Tag oder Ihre Woche meist ohne einen fest geplanten Rhythmus?   Ja   Nein

➤ Verzichten Sie auf feste Strukturen und sich stets wiederholende Abläufe in Ihrem Alltag?   Ja   Nein

➤ Fehlt es Ihrer Familie an eigenen Ritualen, mit denen Sie den Tag, die Woche, das Jahr gestalten?   Ja   Nein

➤ Hat Ihr Kind gerade eine Schwester oder einen Bruder bekommen?   Ja   Nein

➤ Belasten Probleme wie Arbeitslosigkeit, Krankheit, Tod, Trennung oder Scheidung Ihre Familie?   Ja   Nein

➤ Muss Ihr Kind gerade größere Veränderungen wie einen Umzug, Kindergarten- oder Schulstart, einen neuen Partner, eine andere Tagesmutter in seinem Leben verkraften?   Ja   Nein

➤ Wird Ihr Kind beim Spielen und Basteln leicht und oft gestört?   Ja   Nein

➤ Fehlt Ihrem Kind ein eigener Bereich, in den es sich zurückziehen kann?   Ja   Nein

➤ Machen Ihrem Kind Krankheiten, Allergien oder Ängste zu schaffen?   Ja   Nein

➤ Sehen Sie in Ihrer Erziehung oft mal über etwas hinweg?   Ja   Nein

➤ Fehlen bei Ihnen feste Regeln und Grenzen, auf deren Einhaltung Sie konsequent achten?   Ja   Nein

➤ Sind Sie sich in der Erziehung oft mit Ihrem Partner uneinig?   Ja   Nein

➤ Läuft bei Ihnen zu Hause oft oder ständig der Fernseher, das Radio, die Musikanlage, der Computer oder die Spielkonsole?   Ja   Nein

Schritt zwei: Facharztbesuch

Kommen Sie mit Ihren Bemühungen allein nicht weiter, sollten Sie zunächst Kontakt mit Ihrem Kinderarzt aufnehmen. Er kann Sie dann an einen Spezialisten oder eine spezielle Einrichtung wie sozialpädiatrische und kinderpsychiatrische Zentren und Kliniken überweisen. Adressen vermitteln auch regionale Selbsthilfegruppen (Adressen im Anhang Seite 124) sowie Erziehungsberatungs- und Frühförderungsstellen in Ihrer Nähe. Lassen Sie sich auf keinen Fall vorschnell abwimmeln. Sie kennen Ihr Kind besser als jeder andere Mensch. Wenn Sie den Verdacht haben, irgendetwas könnte nicht in Ordnung sein, bestehen Sie auf einer sorgfältigen Abklärung durch Fachleute. Nur so können Sie sichergehen, dass Sie nichts Wichtiges versäumen.

Nach einem Spezialisten suchen

Das A und O: eine fundierte Diagnose

Eine ADS-Diagnose ist keine Sache von zehn Minuten. Der Arzt wird sich eingehend mit Ihnen unterhalten, Ihnen viele Fragen stellen und Ihr Kind genau beobachten und untersuchen. Es gibt nun mal keinen Blutschnelltest und kein Röntgenverfahren, die ADS nachweisen könnten. Selbst ein EEG (Elektro-Enzephalogramm), das die Gehirnströme misst und aufzeichnet, kann höchstens andere Krankheiten mit ähnlichen Symptomen (wie Epilepsie) ausschließen. Ein Arzt braucht für eine zuverlässige ADS-Diagnose weniger technische Geräte als vielmehr Erfahrung, Geduld und Sensibilität – und natürlich Ihre Mithilfe. Denn auch wenn er sich Zeit für Ihren Sprössling nimmt, ist er ganz wesentlich auf Ihre Informationen angewiesen. Bereiten Sie sich deshalb gut auf diesen Termin vor – die Checklisten von Seite 35 bis Seite 40 helfen Ihnen dabei. Dann kann der Arzt sich schnell ein besseres Bild von Ihrem Kind und Ihrer Familie machen.

Nur ein Fachmann stellt eine sichere Diagnose.

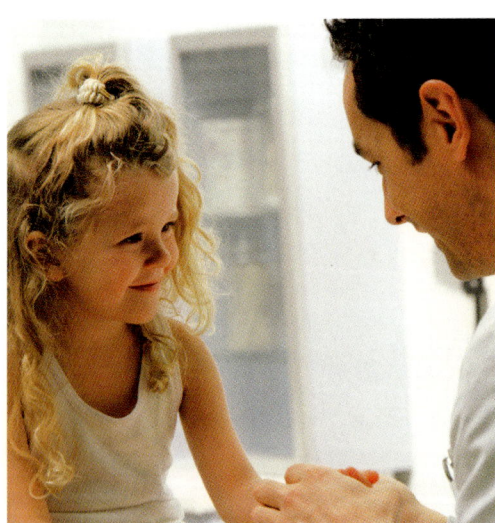

WICHTIG

Bringen Sie zum Arzttermin möglichst eine Beurteilung Ihres Kindes durch Erzieherinnen oder Lehrer mit. Diese kann dem Fachmann wichtige Hinweise auf das Verhalten Ihres Kindes außerhalb des Elternhauses geben und damit eine wichtige Voraussetzung für eine eindeutige Diagnose sein.

Schlüssel für eine sichere Diagnose

Für die Diagnose benutzen Mediziner und Psychologen zwei Diagnoseschlüssel, in denen die ADS-Symptome aufgelistet sind: das DSM-IV-R (Diagnostisches und statistisches Manual psychischer Störungen, die deutsche Fassung des von der Vereinigung Amerikanischer Psychiater erstellten Diagnoseschlüssels) und die ICD-10, eine internationale Klassifikation von Krankheiten. Zusätzlich werden die Jungen und Mädchen psychologischen Testverfahren unterzogen, die ihren Entwicklungsstand widerspiegeln sollen.

Tests mit anerkannten Bewertungsmaßstäben

Anhand dieser Kataloge und Tests kann der Arzt genau feststellen, wo die besonderen Schwierigkeiten Ihres Kindes liegen und ob diese tatsächlich typisch sind für ADS. Eine solche Diagnose können nur erfahrene Spezialisten einwandfrei leisten. Bestehen Sie deshalb immer auf einer gründlichen Untersuchung durch kompetente Fachleute. Damit helfen Sie Ihrem Kind enorm. Denn eine falsche Diagnose kann tragische Folgen haben, wenn etwa einem Kind mit gestörtem Sozialverhalten vorschnell der »ADS-Stempel« aufgedrückt wird oder ADS bei einem »Träumer« nicht in Betracht gezogen wird.

Keine voreiligen Schlüsse ziehen

Diagnose-Regeln

Es handelt sich mit hoher Wahrscheinlichkeit um ADS, wenn
● Sie bei Ihrem Kind über mehr als sechs Monate hinweg ADS-Symptome beobachten;
● die Schwierigkeiten Ihres Kindes schon vor seinem sechsten Lebensjahr begonnen haben;
● Ihr Kind in mehr als einem seiner Lebensbereiche (zu Hause, im Kindergarten, in der Schule, bei seiner Tagesmutter) Probleme hat.
Ist das der Fall, gehen Sie möglichst schnell zu einem Spezialisten.

Die »Schuldfrage«: Wo liegen die Ursachen?

»Ihr Kind hat ADS.« Diese Mitteilung trifft Eltern – selbst wenn sie den Verdacht schon lange hatten – erst einmal wie ein Schlag. Einige sind zwar froh, dass für die Schwierigkeiten Ihres Sprösslings endlich ein Grund gefunden wurde. Doch bei vielen kommen Zweifel: Warum gerade unser Kind? Was haben wir falsch gemacht?

Erziehung ist nicht an allem schuld!

Machen Sie sich, wenn die Diagnose einwandfrei feststeht, auf keinen Fall Vorwürfe. Sie als Eltern können nichts dafür, dass Ihr Kind ADS hat. Auch wenn Sie vielleicht jahrelang von der Oma oder einem Onkel gesagt bekamen, Ihr Sohn oder Ihre Tochter wäre schlecht erzogen. Vergessen Sie es! Ihre Erziehung und Ihr Verhalten Ihrem Kind gegenüber sind keinesfalls schuld an der Entstehung von ADS. Allenfalls können Sie als Eltern ein angeborenes ADS ungünstig beeinflussen und dadurch verstärken. Doch auch das werden Sie wohl kaum bewusst und mit Absicht getan haben!

ADS ist keine Folge falscher Erziehung

So stellt sich statt der Schuld- eher die Vererbungsfrage: Waren Sie selbst oder Ihr Partner vielleicht auch so ein wildes, chaotisches oder total verträumtes Kind? Dann wäre es nicht verwunderlich, wenn Ihr Nachwuchs Ihnen ähnlich wäre. Bei Verwandtschaftsuntersuchungen haben Wissenschaftler nämlich festgestellt, dass Kinder mit einem betroffenen Elternteil bis zu 50 Prozent häufiger an ADS leiden als genetisch Unbelastete. Entsteht ADS also durch einen Gendefekt? Die Genforschung wird sicher irgendwann eine Antwort darauf finden.

Vermutlich mehrere Gene für ADS verantwortlich

»Kurzschluss« im Gehirn

Zurzeit gehen Experten davon aus, dass bei ADS-Patienten der Stoffwechsel von Botenstoffen im zentralen Nervensystem gestört ist. Diese »Neurotransmitter« wie Dopamin und das daraus entstehende Noradrenalin braucht das Gehirn, um Informationen von einer Nervenzelle zur nächsten weiterzuleiten. Sie helfen aber auch dabei, einströmende

Informatio-
nen werden
nicht
gefiltert
Reizsignale zu filtern und zu sortieren. Mangelt es an diesen chemischen Überträgersubstanzen, sind die grauen Zellen nicht in der Lage, wirklich Wichtiges von Unwichtigem zu unterscheiden. Die Reize werden ungefiltert weitergeleitet und können nicht mehr richtig vom Gehirn verarbeitet werden, da es nicht angemessen darauf reagieren kann. So hört ein Kind im Unterricht zwar das, was die Lehrerin gerade erklärt. Doch daneben schleichen sich auch das hupende Auto auf dem Schulparkplatz, der kratzende Bleistift des Tischnachbarn und das Niesen einer Mitschülerin in sein Ohr und Gehirn. Kein Wunder, dass das Kind keine Antwort auf die Frage der Lehrerin weiß!

Reizüberflutung im Kopf

Was passiert da im Kopf? Das Gehirn schafft es nicht, all die verschiedenen Geräusche zu ordnen, die Stimme der Lehrerin mit einem »Dringlichkeitsverweis« zu versehen und die anderen Laute als unwichtig auszublenden. Stattdessen muss es durch die permanente ungefilterte Überflutung mit Reizen Schwerstarbeit leisten. Dafür braucht es große Mengen Glukose (Zucker) als Antriebsstoff. Manche Hirnregionen wie das Frontalhirn bekommen deshalb zu wenig »Futter«. Die Folgen: ein Stoffwechsel im Spargang, eine schlechte Durchblutung und nur mäßige Leistungen.

Zu viele
Reize über-
fordern das
Gehirn.

Forscher haben gemessen, dass das Frontalhirn von ADS-Patienten bis zu zwölf Prozent weniger Volumen hat. Da gerade diese Hirnregion für die Planung und Steuerung unserer Handlungen, für die Kontrolle unserer Impulse, aber auch für unser Arbeitsgedächtnis und unsere Konzentration zuständig ist, fehlt es ADS-Kindern gerade daran. So schaffen sie es auch nicht, durch immer neue Reize – durch ihre Zappeligkeit und ihre Hyperaktivität – ihre körpereigene Botenstoff-Produktion so anzukurbeln, dass ihr Gehirn besser damit versorgt wird.

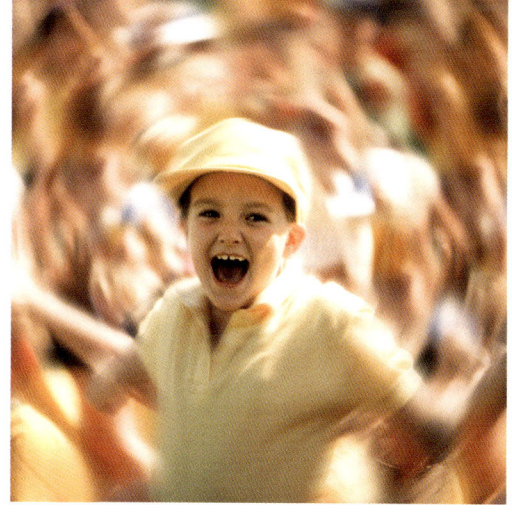

Hilfe durch Fachleute: Therapien bei ADS

Heilen lässt sich ADS nicht, da es ein chronisches Syndrom ist (Seite 9). Dennoch können Ärzte und Therapeuten viel dafür tun, dass Ihr Kind trotz seiner Störung gut im Leben zurechtkommt. Die Palette an therapeutischen Möglichkeiten ist breit gefächert. Der Bundesverband Arbeitskreis Überaktives Kind e.V. hat dazu einen Maßnahmenkatalog erstellt. Da gibt es zunächst die nach heutigem Erkenntnisstand drei wichtigsten Säulen der ADS-Therapie: das Elterntraining, die Verhaltenstherapie und die medikamentöse Behandlung. Diese werden durch weitere Maßnahmen wie die Sensorische Integrationstherapie, die Psychomotorik oder die Ergo- und Sprachtherapie ergänzt, obwohl dafür bisher wissenschaftliche Wirkungsnachweise fehlen.

Eine optimale Behandlung sollte grundsätzlich nicht eingleisig fahren, sondern immer verschiedene Angebote beinhalten, also »multimodal« sein, wie die Experten sagen. Damit Ihr Kind aber nicht mit Therapien überschüttet wird, wählt der Arzt gezielt Angebote aus, die sich an den speziellen Problemen Ihres Kindes orientieren. Diese können dann nach und nach durch andere Maßnahmen ersetzt oder ergänzt werden.

Nicht nach dem Gießkannenprinzip therapieren

Jedem Kind seinen eigenen Therapieplan

So können vielleicht schon eine Beratung der Familie und ein Elterntraining ausreichen, um die Atmosphäre zu Hause zu entkrampfen und das Verhalten des ADS-Kindes für alle erträglicher zu machen. Bei kleinen Kindern steht oft eine Sensorische Integrationstherapie an erster Stelle, um Wahrnehmungsstörungen auszugleichen. Und manchmal braucht ein Kind sofort medikamentöse Hilfe, um erst einmal den Teufelskreis, in dem es bereits steckt, zu durchbrechen. Wichtig ist auf alle Fälle, dass jedes Kind seinen ganz persönlichen Therapieplan bekommt – so umfassend wie nötig, aber so sparsam wie möglich. Das ist die beste Voraussetzung für Fortschritte und nachhaltigen Erfolg.

Ruhiger durch »Aufputschmittel«?

Sie sind das heißeste Eisen in der ADS-Therapie: die Pillen für den »Zappelphilipp«. Die Diskussion darüber wird zum Teil sehr emotional geführt. Auf der einen Seite sehen die Befürworter in der Medikamentengabe die einzige effektive Möglichkeit, um den gestörten Stoffwechsel im Gehirn von ADS-Kindern gezielt zu behandeln. Ihrer Meinung nach könnten die Medikamente noch viel mehr Betroffenen helfen. Kritiker warnen auf der anderen Seite eindringlich davor, Kinder durch die regelmäßige Gabe der Medikamente schon früh von einer »chemischen Krücke« abhängig zu machen, ihnen gleichsam das Gefühl zu vermitteln, nur noch mit Pille richtig zu funktionieren. Hinzu kommt, dass nicht alle Kinder auf ADS-Medikamente ansprechen. Und: Kinder unter fünf Jahren dürfen keine ADS-Medikamente erhalten, da ihr Organismus die Mittel noch nicht verträgt.

Medikamente: heiß diskutierte Pillengabe

WICHTIG

● Verordnet der Arzt Ihrem Kind ein ADS-Medikament, sehen Sie nicht gleich rot. Probieren Sie es aus, und beobachten Sie kritisch seine Wirkung. Hilfreich ist es, ein Protokoll zu führen (mit Einnahmezeit, Verhalten des Kindes, Abnahme der Wirkung und Nebenwirkungen). Eine solche Rückmeldung, die auch der Lehrer geben sollte, hilft dem Arzt, die Therapie besser einzustellen. Oder sie zeigt ihm, dass es eventuell ratsamer für Ihr Kind ist, die Medikamente wieder abzusetzen.

● Ziehen Sie mit dem Arzt an einem Strang. Es verunsichert Ihr Kind nur, wenn es spürt, dass Sie gegen die Tabletten sind. Schließlich müssen Sie auch dafür sorgen, dass es sie regelmäßig einnimmt.

● Setzen Sie die Einnahme der Tabletten etwa in den Ferien oder am Wochenende nicht eigenmächtig aus. Besprechen Sie jede Änderung, Pause oder einen Auslassversuch vorab mit Ihrem Arzt.

● Fühlen Sie sich nicht als Versager, wenn Ihr Kind jetzt Tabletten einnimmt. Sie haben sicher bisher Ihr Bestes für Ihr Kind gegeben. Lassen Sie sich nicht durch Bemerkungen Außenstehender verunsichern. Wenn Ihr Kind Diabetes hätte, wäre es auch regelmäßig auf sein Insulin angewiesen. Manchmal bringt das Medikament der ganzen Familie erst einmal die lang ersehnte Ruhe. So haben Sie die Chance, Veränderungen in einer entspannteren Atmosphäre anzugehen.

● Wenn Sie partout nicht möchten, dass Ihr Kind ADS-Medikamente einnimmt, versuchen Sie es mit einer anderen Behandlung. Hat Ihr Arzt kein Verständnis dafür, suchen Sie sich notfalls einen anderen. Die letzte Entscheidung liegt immer bei Ihnen als Eltern. Lassen Sie sich zu nichts drängen, wohinter Sie nicht stehen – auch von genervten Lehrern nicht.

Wann Medikamente helfen

Wie mit allen Medikamenten muss auch mit den ADS-Präparaten vorsichtig umgegangen werden, zumal sie dem Betäubungsmittelgesetz unterliegen. Ihr wichtigster Wirkstoff ist Methylphenidat, das jedoch kein Beruhigungsmittel, sondern ein Stimulanz ist. Bei uns sind die Medikamente unter den Namen »Ritalin« und »Medikinet« und als neue Langzeitpräparate unter »Medikinet retard« und »Concerta« im Handel.

Hilfe bei starken Symptomen

Die bisher umfangreichste Untersuchung verschiedener Therapien bei ADS, die MTA-Studie (»Multimodal Treatment of ADHD Study«) aus den USA, hat gezeigt, dass diese Medikamente gerade bei einem stark ausgeprägten ADS die wirkungsvollste Therapie darstellen. Denn sie gleichen den Mangel an Botenstoffen wie Dopamin im Gehirn aus, wodurch dieses Reize besser verarbeiten kann. Das Ergebnis: Die Kinder sind ruhiger, konzentrierter, aufmerksamer und kontrollierter; sie können ihr Verhalten gezielter steuern, in der Schule besser aufpassen und sogar schöner schreiben. Und sie sind offener für andere therapeutische Maßnahmen wie eine Verhaltenstherapie (Seite 22). Denn auf keinen Fall sollten ADS-Medikamente die einzige Therapie bleiben.

Tabletten sind kein Allheilmittel

Unerwartete Langzeiterfolge

Nur bei höchstens 85 Prozent erzielen die Medikamente, wie Studien gezeigt haben, die gewünschte Wirkung. Ob diese bei Ihrem Kind einsetzt, kann nur ein Versuch zeigen. Haben Sie keine Angst: Ritalin und Co machen weder »high« noch süchtig. Das haben Langzeituntersuchungen bestätigt. Wie beispielsweise die amerikanische MTA-Studie (siehe oben) gezeigt hat, verringert eine frühzeitige und gut kontrollierte Medikamenten-Therapie sogar das Risiko eines späteren Drogenmissbrauchs um 50 Prozent!

Die Behauptung, Ritalin begünstige die Entstehung der Parkinson-Krankheit, ist bislang nicht belegt. Es gilt auch hier: kein Gießkannenprinzip – nicht jedes ADS-Kind braucht unbedingt Tabletten (Kasten Seite 21). Schließlich handelt es sich um hoch wirksame Medikamente, deren missbräuchliche Einnahme durchaus Schäden anrichten kann.

ADS-Präparate dürfen nur von einem erfahrenen Spezialisten verordnet werden. Das gilt auch für ein neu zugelassenes Mittel mit dem Wirkstoff Atomoxetin (»Strattera«), das nicht zu den Psychostimulanzien gehört und somit nicht dem Betäubungsmittelgesetz unterliegt.

Steckbrief ADS-Medikamente

● *Für wen?* Für ADS-Kinder ab dem 6. Lebensjahr mit größeren Problemen in Verhalten und Aufmerksamkeit, die ihr eigenes Leben und das ihrer Familien erheblich beeinträchtigen.

● *Für wen nicht?* Nicht für Kinder ohne eindeutige ADS-Diagnose oder ohne schwerwiegende Probleme trotz ADS-Diagnose; nicht für kleine Kinder bis fünf Jahre, ausgenommen Einzelfälle. Hier ist das Risiko von Nebenwirkungen größer als die zu erwartenden Erfolge.

● *Wer verordnet?* Ein entsprechend qualifizierter Arzt, gegebenenfalls unter strenger Kontrolle nach dem Betäubungsmittelgesetz. Am besten suchen Sie sich einen Spezialisten, der sich mit dieser Form der ADS-Therapie gut auskennt.

● *Wer zahlt?* Ihre Krankenkasse.

● *Welche Dosis?* 0,5 bis 2 Milligramm Methylphenidat pro Kilogramm Körpergewicht, aufgeteilt in zwei bis drei Gaben pro Tag (morgens, mittags, nachmittags). Bei Langzeitpräparaten reicht eine Gabe. Höchstdosis 60 Milligramm am Tag. Bei Atomoxetin etwa 1,2 bis 1,6 Milligramm pro Kilogramm am Tag. Am besten steigert der Arzt die Dosis langsam, bis sich die Symptome bessern.

● *Wie wirken sie?* Schnell: Bereits eine halbe Stunde nach Einnahme zeigen sich Effekte, nach 90 Minuten erreichen sie ihre beste Wirkung. Diese lässt nach zwei bis maximal vier Stunden wieder nach, so dass eine erneute Einnahme nötig wird. Bei den neuen retardierten Präparaten hält die Wirkung sieben bis zwölf Stunden, bei Atomoxetin eventuell noch länger.

● *Welche Nebenwirkungen?* Schlafstörungen, Appetitmangel, Gewichtsabnahme, Übelkeit, Stimmungsschwankungen, Tics (wie unkontrolliertes Zucken) sind während der Einnahme möglich.

● *Wie lange?* Solange die Symptome eine Behandlung erforderlich machen, manchmal über Jahre hinweg. Ob das Medikament abgesetzt werden kann, zeigt ein Auslassversuch.

● *Was ist zu beachten?* Wichtig ist eine regelmäßige Einnahme, manchmal auch in der Schule. Medikamente sollten nie über längere Zeit die alleinige Therapie sein. Eine gründliche Diagnose und therapeutische Begleitung sind Voraussetzung.

Verhaltenstherapie:
Im Alltag besser klarkommen

Benehmen ist bei ADS-Kindern Glückssache. Mit Regeln stehen sie auf Kriegsfuß. Ihre schlechten Angewohnheiten können ihre Umgebung ganz schön nerven. Und sie tun fast nie das, was sie sollen und was ihre Mitmenschen von ihnen erwarten. Kein Wunder, dass sie oft anecken und Zoff haben. Hier setzen Verhaltenstherapien wie die »Konzentrationstrainingsprogramme« (KTP) der Uni Leipzig oder das »Therapieprogramm für Kinder mit hyperkinetischem und oppositionellem Problemverhalten« (THOP) an. Ihr Ziel ist es, mit den Kindern neue, bessere Verhaltensweisen einzuüben – für den Umgang mit anderen, aber auch für eine bessere Organisation des eigenen Alltagslebens.

Angemessenes Verhalten trainieren

Zum Repertoire dieser Methoden gehören vor allem feste Regeln, klar formulierte Anweisungen, eindeutige positive wie negative Konsequenzen sowie praktische Tipps und Hilfen zum Selbstmanagement. In Aufgaben und Rollenspielen entwickeln die Kinder allein oder in Gruppen neue Strategien, um persönliche Krisen zu bewältigen, mit Konflikten besser umzugehen oder ihren chaotischen Arbeitsstil produktiver zu gestalten – eine aufwändige und oft auch langwierige Angelegenheit, die sich aber lohnt. Denn ADS-Kinder bekommen so genau das, was sie dringend brauchen: einen engmaschigen Rahmen

Selbstmanagement für die Kleinen

WICHTIG

● Unterstützen Sie Ihr Kind während der Therapie: Tauschen Sie sich mit dem Therapeuten aus, so dass Sie zu Hause den gleichen Kurs fahren. Alles andere wäre zu verwirrend für Ihr Kind.

● Nehmen Sie am besten parallel an einem Elterntraining (Seite 24 bis 25) teil.

● Die Verhaltenstrainings sind in der Regel sehr streng. Wenn irgendetwas ganz und gar nicht in Ihre Familie oder zu Ihrem Kind passt, sprechen Sie mit dem Therapeuten darüber. Wenden Sie es zu Hause dann nicht an. Schließlich soll das Programm auch für Sie stimmig sein und nicht in Stress ausarten.

● Gönnen Sie Ihrem Kind trotz Programm seine ganz persönlichen Eigenarten und kleinen Macken. Versuchen Sie nicht, ihm all das abzutrainieren. Darin steckt auch viel Liebenswertes!

Steckbrief Verhaltenstherapie

● *Für wen?* Für Kinder mit erheblichen Verhaltensproblemen, die das Familienleben stark beeinträchtigen und/oder die dem Kind schon länger Schwierigkeiten in der Schule oder im Kindergarten bereiten.

● *Wer führt sie durch?* (Schul-)Psychologen sowie Kinder- und Jugendlichentherapeuten. Erkundigen Sie sich bei Ihrem Arzt, in Therapiezentren oder Erziehungsberatungsstellen (Adressen im Anhang Seite 124).

● *Wer zahlt?* Im Allgemeinen übernehmen die Krankenkassen die Kosten (nach Sozialgesetzbuch IV).

● *Welche Nachteile?* Durch sehr rigide Regeln können Spontaneität, Unbefangenheit und Individualität auf der Strecke bleiben. Nur ein sensibler Therapeut kann Ihr Kind ermutigen, ganz eigene und zu ihm passende Lösungen für Probleme zu entwickeln.

● *Was ist zu beachten?* Suchen Sie unbedingt einen Therapeuten, zu dem sowohl Ihr Kind als auch Sie selbst einen »guten Draht« haben.

Erfolgserlebnisse sind ein Kick fürs Selbstbewusstsein.

für ihr Verhalten, in dem sie sich auch in stressigen Zeiten sicher fühlen können. Außerdem erhalten die Betroffenen konkrete Hilfestellungen, wie sie im Alltag besser zurechtkommen. Vor allem ADS-Kinder, die Schwierigkeiten im Sozialverhalten haben, die zu aggressivem Verhalten oder Depressionen neigen, profitieren laut der amerikanischen MTA-Studie (Seite 20) eindeutig von einer Verhaltenstherapie, die mit der Einnahme von ADS-Medikamenten kombiniert wird.

Das eigene Verhalten erfolgreich ändern

Ausgestattet mit dem Rüstzeug aus der Verhaltenstherapie erleben viele ADS-Kinder erstmals, dass sie von anderen Kindern ernst genommen oder vom Lehrer anerkannt werden. Oder sie schaffen ihre Hausaufgaben endlich in kürzerer Zeit als früher.

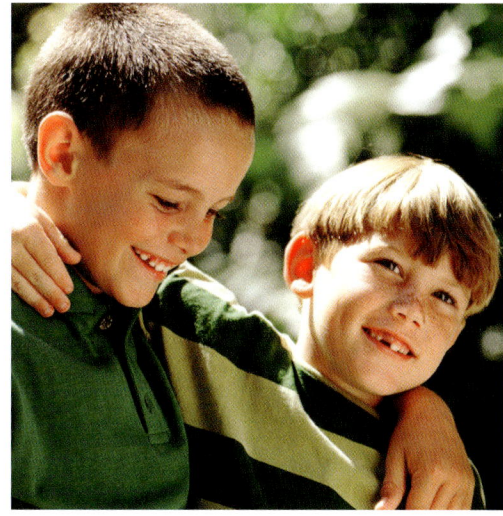

Elterntraining: Neue Wege in der Erziehung gehen

Verhaltenstherapie für die Kleinen, Elterntraining für die Großen – das ist die optimale Ergänzung. Denn bei aller Liebe für Ihren Sprössling: ein ADS-Kind zu erziehen ist Schwerstarbeit. Schnell schleichen sich im Umgang miteinander – meist unbewusst – Verhaltensweisen ein, die die Atmosphäre zu Hause noch mehr belasten können. Und das tut weder Ihnen noch Ihrem Kind gut. Da können Sie etwas Stärkung und Hilfestellung gut gebrauchen. Die erhalten Sie in Trainingsprogrammen, die sich ganz speziell an Sie als Eltern von ADS-Kindern richten.

Hilfe bei schwierigen Erziehungs- aufgaben

WICHTIG

● Scheuen Sie sich nicht, das Angebot eines Elterntrainings wahrzunehmen. Sie müssen sich nicht gleich als Versager in Sachen Erziehung fühlen. ADS belastet jede Eltern-Kind-Beziehung. Nutzen Sie deshalb alle Gelegenheiten, neue Möglichkeiten zu entdecken und auszuprobieren, die Ihnen, Ihrem Kind und der ganzen Familie das Leben leichter machen.

● Machen Sie sich bewusst, wie Sie mit Ihrem Kind umgehen, wie Sie mit ihm reden, warum sich bestimmte Situationen immer wieder zuspitzen. Aber werden Sie keinesfalls zum überkritischen Beobachter Ihres eigenen Erziehungsverhaltens. Wer sich immerzu fragt, ob das, was er gerade tut, auch wirklich richtig ist, trägt garantiert nicht zur Entkrampfung einer vielleicht ohnehin schon angespannten Situation zu Hause bei.

● Haben Sie Geduld mit sich selbst. Kein Mensch ist perfekt – auch Mütter und Väter nicht, selbst wenn sie ein Elterntraining absolviert haben. Gestatten Sie sich mal einen Fehler und – vor allem, wenn Sie im Stress sind – einen Gefühlsausbruch. Sie können sich ja hinterher bei Ihrem Kind dafür entschuldigen. Es wird dann auch bestimmt nicht nachtragend sein.

● Bleiben Sie authentisch. Kein noch so tolles, im Training eingeübtes Verhalten hilft Ihnen weiter, wenn es nicht zu Ihnen selbst oder in Ihren Familienalltag passt. Seien Sie flexibel und passen Sie das, was Sie im Elterntraining lernen, an Ihre persönlichen Bedürfnisse und Ihren eigenen (Erziehungs-)Stil an.

Den eigenen Erziehungs- stil finden

Steckbrief Elterntraining

● *Für wen?* Gut für alle Eltern von ADS-Kindern. Manchmal kann das Elterntraining oder eine intensive Beratung der Eltern durch Fachleute schon ausreichen, um die Probleme des Kindes und der Familie in den Griff zu bekommen.

● *Wer führt es durch?* Psycho- und Familientherapeuten, Kliniken, Erziehungsberatungsstellen, Familienbildungsstätten, Selbsthilfeorganisationen. Fragen Sie bei Ihrem Arzt oder Therapeuten nach oder bei den einschlägigen Adressen im Anhang auf Seite 124.

● *Wer zahlt?* Je nach individueller Situation zahlen die Jugendämter, die Krankenkassen oder Sie selbst.

● *Welche Nachteile?* Sie müssen sich – zusätzlich zu eventuellen Therapieterminen Ihres Kindes – die Zeit dafür nehmen. Wenn beide Elternteile daran teilnehmen möchten, was natürlich sinnvoll ist, brauchen Sie eventuell einen Babysitter.

● *Was ist zu beachten?* Es gibt inzwischen auch Elterntrainingsprogramme in Büchern (Anhang Seite 123), die Sie zu Hause durchführen können. Arbeiten Sie jedoch möglichst mit Therapeuten zusammen.

Zu Hause oder im Kurs lernen

Kritischer Blick auf das eigene Verhalten

Ziel des Elterntrainings ist es, Ihr eigenes Erziehungsverhalten kritisch unter die Lupe zu nehmen und so zu verändern, dass Sie Ihr Kind bei der Bewältigung seiner Probleme im Alltag besser unterstützen können. Zuerst muss dafür meist der Teufelskreis von unerfüllten Erwartungen, Vorwürfen und immer neuen, unerfreulichen Situationen durchbrochen werden: Schluss mit Überforderungen und Herabsetzungen wie »Du kannst Dir nie etwas merken«! Eltern sollen sich stattdessen die angenehmen und liebenswerten Seiten ihres Kindes vor Augen halten, es viel loben und seine Stärken fördern. Feste Spielregeln in der Familie, eindeutige Anweisungen, konsequentes Auftreten, klare Bewertungen von erwünschtem und unerwünschtem Verhalten, regelmäßige Tagesabläufe – alles Punkte, die gerade für ADS-Kinder enorm wichtig sind. Wer darüber im Kreis anderer Betroffener intensiv und mit einer gewissen Portion Selbstkritik nachdenkt, nimmt mit Sicherheit etliche Anregungen für den eigenen Alltag mit nach Hause.

Das eigene Kind in allen Facetten wahrnehmen

Sensorische Integrationstherapie: Entwicklungshilfe fürs Gehirn

Kinder brauchen (Sinnes-)Reize, um sich gesund entwickeln zu können. Denn nur so bekommt ihr kleines Gehirn die nötigen Informationen, um möglichst viele seiner 100 Milliarden Nervenzellen miteinander zu verbinden und dadurch weiter zu reifen. Ist jedoch – wie bei ADS-Kindern – die Verarbeitung von Reizen im Gehirn gestört, fehlen wichtige Puzzleteile. Das Netzwerk im Kopf ist dann nicht sehr engmaschig geknüpft. Das erschwert das Erfassen und Abspeichern weiterer Reize, wodurch die körperliche, geistige und seelische Entwicklung der Kinder lückenhaft bleibt.

Sinnesreize fördern das Gehirn

Die Sensorische Integrationstherapie versucht, die Fehlverbindungen im Nervennetzwerk zu korrigieren, indem vor allem die drei Basissinne angeregt werden: der Gleichgewichtssinn, der Spür- oder Tastsinn und die Tiefenwahrnehmung, der so genannte Eigensinn (Seite 80). Denn Informationen dieser drei Basissinne braucht unser Gehirn für seine Entwicklung und Strukturierung. Sie legen – richtig verknüpft, im Nervennetzwerk integriert – den Grundstein dafür, dass Kinder

Neue Verbindungen im Gehirn knüpfen

WICHTIG

● Lassen Sie sich von der Therapeutin beraten, und nehmen Sie als Beobachter immer mal wieder an Therapiestunden teil. So bekommen Sie ein besseres Auge für die Schwierigkeiten Ihres Kindes und Anregungen dafür, wie Sie es auch zu Hause fördern können.

● Die Sensorische Integrationstherapie geht davon aus, dass das Gehirn sich selbst die Reize sucht, die es für seine Entwicklung braucht. Das Kind soll deshalb möglichst selbst bestimmen, was es in der Therapie tun möchte. Akzeptieren Sie das. Auch wenn Ihr Sprössling die fünfte Woche hintereinander »nur« mit Creme matscht oder in einer Wanne mit Bohnen herumwühlt – es ist garantiert genau das, was er gerade an Reizen (etwa für seinen Spür- und Tastsinn) braucht.

● Empfehlenswert ist am Anfang meist eine Einzeltherapie. Nach einiger Zeit kann es auch zusammen mit einem zweiten Kind oder in einer kleinen Gruppe betreut werden. So bekommt es zusätzlich wichtige Impulse für sein Sozialverhalten. Sprechen Sie Ihre Therapeutin darauf an, welche Lösung sie für die beste hält.

Steckbrief Sensorische Integrationstherapie

● *Für wen?* Für ADS-Kinder mit einer gestörten Sinneswahrnehmung, mit schlechtem Körpergefühl sowie mit Problemen in der Grob- und Feinmotorik.

● Wer führt sie durch? Physiotherapeutinnen und Ergotherapeutinnen mit einer entsprechenden Qualifikation.

● *Wer zahlt?* Ihre Krankenkasse. Sie brauchen dafür ein Rezept Ihres Arztes. Will die Kasse nicht zahlen, dann bitten Sie Ihre Therapeutin um ein Gutachten, dass diese Therapie für Ihr Kind notwendig ist.

● *Welche Nachteile?* Wer wirklich nachhaltig etwas erreichen will, muss sich auf eine lange Therapiedauer, in der Regel mindestens ein halbes Jahr, einstellen. Eine Therapeutin zu finden kann besonders schwierig sein. Rechnen Sie mit Wartezeiten auf einen Therapieplatz und mit weiten Anfahrtswegen.

● *Was ist zu beachten?* Haben Sie Geduld, auch wenn Sie nach der dritten Therapiestunde noch keine Fortschritte sehen. Es kann lange dauern, bis sich wirkliche Erfolge einstellen. Und seien Sie auch immer wieder auf Rückschritte gefasst.

überhaupt komplexe Fertigkeiten wie Schreiben, Stillsitzen oder Fahrradfahren erlernen können.

Sinnliche Basiserfahrungen nachholen

Haben Kinder – wie bei ADS – Schwierigkeiten mit solchen Tätigkeiten und Bewegungsabläufen, werden ihnen in der Sensorischen Integrationstherapie gezielt sinnliche Basiserfahrungen vermittelt. Durch schaukeln, hüpfen, rutschen, rollen, matschen, kneten, balancieren und mit den unterschiedlichsten Materialien umgehen werden die »Maschen« des Nervennetzwerks quasi enger gezogen und neue Verbindungen geknüpft. Das Gehirn kann sich so rascher weiterentwickeln und nachreifen.

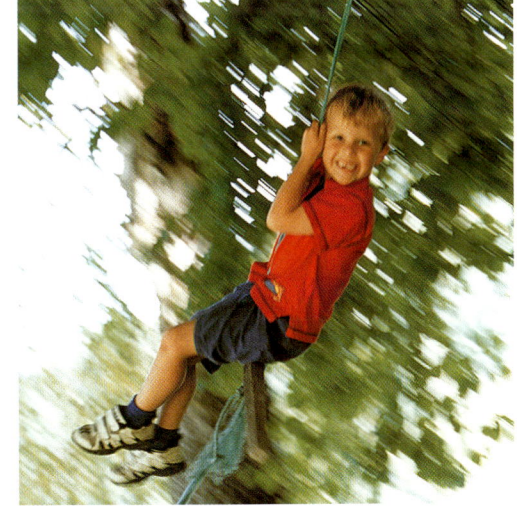

Schaukeln macht Spaß und stimuliert die Sinne.

Psychomotorik: Bewegung macht wach

Während die Sensorische Integrationstherapie auch sehr sanfte Spürreize einsetzt, geht es in der Psychomotorik etwas wilder zu. In kleinen
Gruppen wird mit Bewegung die Arbeit der grauen Zellen angekurbelt.
Dazu lassen die Therapeuten die Kinder in großen Hallen mit Matten,
Brettern, Autoreifen, Gurten, Seilen, Rollwagen und großen Schaum-
stoffteilen ganze Bewegungslandschaften mit wechselnden Herausfor-
derungen aufbauen. Erlaubt ist, was Spaß macht und sich spontan aus
der jeweiligen Spielsituation entwickelt. Der Fantasie sind (fast) keine
Grenzen gesetzt. So machen viele Kinder ganz neue Bewegungserfah-
rungen, die ihnen ihr Alltag sonst nicht ermöglicht. Beim Schaukeln,
Wippen, Fahren, Rutschen und Hin- und Herschwingen ist vor allem
der Gleichgewichtssinn gefordert. Dadurch bekommt das Gehirn wie-
derum wichtige Reize für seine Entwicklung, aber auch neuen
Schwung, um wacher und aufmerksamer zu sein. Der dicke Pluspunkt
dieser Therapie: Sie ist gerade für hyperaktive Kinder eine tolle Gelegenheit, sich einmal so richtig und nach Herzenslust auszutoben und
auszupowern, mal laut zu sein, Emotionen rauszulassen und Spannun-
gen abzubauen. Endlich werden die Kinder so akzeptiert, wie sie sind.

Toben für mehr Aufmerksamkeit

Vertrauen in den eigenen Körper gewinnen

WICHTIG

● Lassen Sie sich nicht täuschen. Auch wenn's so aussieht, als ob der
Therapeut den Kindern völlig freie Hand ließe, hat er dennoch immer
sein Konzept im Kopf. In der Regel besuchen Kinder mindestens ein
Jahr lang eine Psychomotorik-Gruppe. In dieser Zeit absolvieren sie
ein mehrstufiges Programm. Damit kein Kind zu kurz kommt, sind viel
Fingerspitzengefühl des Therapeuten und eine unauffällige Führung
nötig – möglichst so, dass die Kleinen es nicht merken.
● Sensible Kinder haben manchmal Schwierigkeiten, Lärm und Tobereien zu verkraften. Sie brauchen unbedingt einen einfühlsamen Therapeuten – und vielleicht auch mal eine Therapiepause. Besprechen
Sie das offen, wenn Sie meinen, Ihr Kind fühlt sich in der Gruppe nicht
wohl. Manchmal stimmt auch einfach die Zusammensetzung der Gruppe aus den einzelnen Kindern nicht.
● Gönnen Sie Ihrem Kind nach der Therapiestunde unbedingt Ruhe.
Psychomotorik ist anstrengend. Es danach gleich ins Schwimmbad
oder zu Freunden zu bringen, tut ihm garantiert nicht gut.

Steckbrief Psychomotorik

● *Für wen?* Für ADS-Kinder ab etwa vier Jahren. Kleinere Kinder sind mit der Situation in der Gruppe meist noch überfordert. Bei älteren Kindern werden nebenbei auch Selbstbewusstsein und Sozialverhalten gefördert.

● *Wer führt sie durch?* Speziell ausgebildete Physiotherapeutinnen, Ergo- und Mototherapeuten in Therapiestationen, Zentren für Psychomotorik, Einrichtungen zur Frühförderung sowie therapeutische Abteilungen kinderpsychiatrischer oder sozialpädiatrischer Kliniken. Fragen Sie Ihren Arzt danach.

● *Wer zahlt?* Die Krankenkasse nach ärztlicher Verordnung.

● *Welche Nachteile?* Häufig lange Wartezeiten auf einen Therapieplatz, lange Anfahrtswege, die Ihr Kind anstrengen.

● *Was ist zu beachten?* Oft schließt die Psychomotorik an eine Sensorische Integrationstherapie an. Lassen Sie Ihr Kind vorsorglich schon früh auf die Warteliste für einen Psychomotorik-Therapieplatz setzen. Wenn Sie Glück haben, gelingt Ihnen ein nahtloser Übergang.

Kinder dürfen sich nach Herzenslust gemeinsam bewegen.

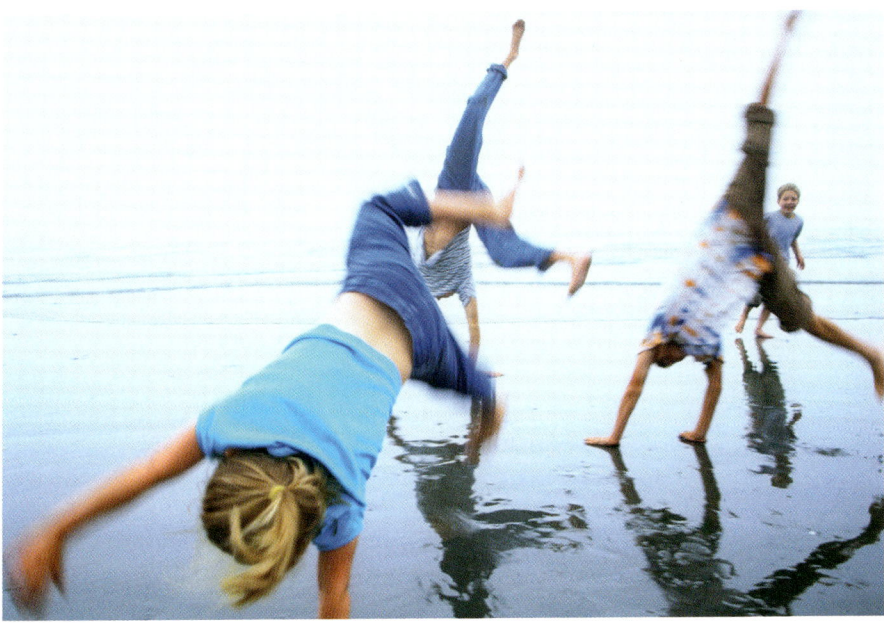

Was bei ADS sonst noch helfen kann

Neben den hauptsächlichen Therapien gibt es noch eine ganze Reihe von ergänzenden Therapien, die Ihrem Kind helfen können, besser mit seinen Schwierigkeiten klarzukommen.

Ergotherapie

Wegen ihrer sensomotorischen Entwicklungsverzögerung brauchen ADS-Kinder manchmal Unterstützung beim Erlernen bestimmter Fähigkeiten. Mit gezielten Übungen helfen Ergotherapeuten dann den kleinen Fingern bei den täglichen Handgriffen: Knöpfe und Reißverschlüsse öffnen und schließen, Stifte halten und schreiben, an Linien entlang schneiden und Schnürbänder binden. Verordnet Ihr Arzt eine solche Ergotherapie, tragen die Kassen die Kosten. Wichtig ist, dass Sie auch zu Hause das Fingerspitzengefühl trainieren (ab Seite 88).

Finger-Fitness-Programm

Homöopathie

Das Kind wieder in die Balance bringen

Für Homöopathen sind ADS-Kinder aus dem Gleichgewicht – körperlich, geistig und seelisch. Deshalb versuchen sie, durch eine Konstitutionelle Therapie den gesamten Organismus wieder ins Lot zu bringen, und zwar mit einem »Konstitutionsmittel«: Das ist eine homöopathische Substanz, die ganz individuell ausgewählt wird. Vorher findet ein ein- bis zweistündiges Vorgespräch mit dem Homöopathen statt, in dem er nicht nur die Schwierigkeiten, sondern auch alle Eigenschaften, Vorlieben und Besonderheiten des Kindes erfragt. In regelmäßigen Abständen folgen weitere Gespräche, in denen der Homöopath überprüft, ob er für das Kind auch das richtige Mittel gewählt hat.
Schulmediziner beäugen diese Methode äußerst kritisch. Doch in einer Studie in Zusammenarbeit mit der Universität Bern besserten sich bei drei von vier Kindern nach drei bis fünf Monaten die Symptome deutlich. Da – außer einer kurzfristigen Erstverschlimmerung der Symptome – keinerlei Nebenwirkungen zu erwarten sind, könnte sie als Ergänzung zu anderen Therapien (außer zu ADS-Medikamenten) einen Versuch wert sein. Suchen Sie einen erfahrenen Homöopathen, am besten einen Arzt mit Zusatzausbildung. Die Kosten für diese Behandlung müssen Sie in der Regel selbst bezahlen.

Sprachtherapie

Wer Probleme beim Sprechen hat, wird nicht nur oft ausgelacht. Auch Lesen- und Schreibenlernen fallen schwer. Da hilft nur eine Sprachtherapie (Logopädie) – am besten so früh wie möglich. Sie korrigiert eine falsche Aussprache, bügelt spielerisch Sprechstörungen wie Stottern und Lispeln aus und hilft Kindern, die Buchstaben vertauschen, diese zu ordnen. Ihre Kasse zahlt dafür, wenn Ihr Arzt die Therapie verordnet. Doch die Wartelisten der Logopäden sind lang. Suchen Sie deshalb nicht erst nach der Schuluntersuchung einen Platz, sondern werden Sie bereits bei den ersten Anzeichen für eine Sprachstörung aktiv. So verhindern Sie am besten, dass Ihr Kind in seiner sprachlichen Entwicklung zu sehr ins Hintertreffen gerät.

Sprachprobleme in den Griff bekommen

Reittherapie

Ein hervorragendes Gleichgewichtstraining und gleichzeitig einen Kick fürs Selbstbewusstsein bekommen ADS-Kinder auf dem Rücken eines Pferdes. Das sanfte Schaukeln des warmen Tierkörpers entspannt selbst die zappeligsten Hektiker. Die Kosten für eine solche Reittherapie (Hippotherapie) trägt jedoch kaum eine Kasse. Außerdem ist es schwierig, einen der wenigen Therapieplätze zu ergattern. Da ist es wahrscheinlich einfacher, Ihr Kind in einer Voltigiergruppe in einem Reitverein oder auf einem Ponyhof anzumelden. Das hat zwar mit Therapie nichts mehr zu tun, es steigert aber gerade bei größeren Kindern das Selbstvertrauen enorm.

Reiten: Für größere Kinder ideal

Tiergestützte Therapie mit Hunden

Ein ganz neues Therapiekonzept hat an der Universität Leipzig bei ADS-Kindern bereits sehr gute Erfolge gebracht. Dort kommt das Kind mit einem Hund in einen Raum. Mutter oder Vater und ein Hundeführer sind zwar in der Nähe, aber sie halten sich bewusst zurück und greifen nur ein, wenn es wirklich notwendig sein sollte. Spielpartner sind Kind und Hund, die ihre Zeit allein gestalten. Die Videokamera läuft mit, die Aufzeichnungen werden später vom Therapeuten ausgewertet. Es ist interessant, wie sanft, offen und rücksichtsvoll selbst die größten Chaoten mit den Tieren umgehen – und wie viel Selbstbewusstsein sie aus dem Umgang mit den Vierbeinern gewinnen.

Fördern Sie Ihr Kind zu Hause

ADS ist nicht wie Schnupfen. Es verschwindet nicht einfach wieder, egal ob Sie etwas dagegen tun oder nicht. ADS ist eine chronische Störung. Sie gehört zu Ihrem Kind wie zu einem anderen eine Allergie. Ohne eine Behandlung durch Ärzte und andere Fachleute geht es deshalb nicht – und das oft über Jahre hinweg. Das fordert Sie als Eltern enorm, nicht selten bis an die Grenzen Ihrer Belastbarkeit: Termine organisieren und regelmäßig wahrnehmen – auch wenn das für Sie weite Fahrwege und erhebliche Einschränkungen im Alltag bedeutet; sich immer wieder für Ihr Kind zu engagieren – ohne dass dabei der Rest der Familie zu kurz kommt; Rückschläge verkraften und trotzdem Mut und Hoffnung nicht verlieren – auch wenn die eigenen Nerven irgendwann blank liegen und Sie manchmal sogar das Gefühl haben, die Behandlung würde nichts nützen. Geben Sie trotzdem nicht auf! Denn eine gezielte Therapie ist gut und wichtig für Ihr Kind.

Fulltimejob für Eltern

Coach im Alltag

Eine gute Therapie allein reicht aber nicht aus. Noch wichtiger ist es, dass Sie als Eltern Ihr Kind liebevoll und tatkräftig unterstützen und fördern, jeden Tag aufs Neue, möglichst spielerisch und ganz nebenbei. Denn ohne Sie, die rund um die Uhr in der Familie aktiv zum Wohle Ihres Kindes tätig sind, können auch die besten Fachleute keine nachhaltigen Erfolge erzielen.

Eltern coachen ihr Kind

Sie als Eltern sind also in jeder Hinsicht wichtig für Ihr Kind, auch als sein Coach. Dabei geht es nicht um Höchstleistungen wie im Spitzensport. Vielmehr sollten Sie als guter Coach Hilfestellung bei der Lösung von Problemen leisten und Ihrem Kind immer wieder den Rücken stärken.

Beachten Sie dabei die folgenden Regeln:

▶ Tolerieren Sie die Schwächen Ihres Kindes, versuchen Sie sie auszugleichen und seine Stärken gezielt zu fördern.

▶ Nehmen Sie Ihr Kind als Persönlichkeit wahr, und geben Sie ihm Zeit für seine ganz eigene Entwicklung in seinem ganz eigenen Tempo.

▶ Betrachten Sie Ihr Kind als einzigartigen Menschen mit individuellen Bedürfnissen, Ideen und Fantasien, und helfen Sie ihm dabei, seine Fähigkeiten zu entwickeln und seine Ziele im Leben zu finden und zu verfolgen.

▶ Vertrauen Sie auf das, was alles in Ihrem Kind steckt, und ermutigen Sie es, das auch selbstbewusst zu zeigen, aber auch Verantwortung für sein Tun zu übernehmen.

▶ Helfen Sie ihm, mit Niederlagen, Rückschlägen und Frust umzugehen und Konflikte befriedigend und friedfertig lösen zu lernen.

▶ Schenken Sie ihm die Liebe, Geborgenheit und auch Aufmerksamkeit, die es so dringend braucht.

Hilfe zur Selbsthilfe geben

▶ Lassen Sie Ihr Kind an seinen eigenen Erfahrungen wachsen. Bieten Sie Hilfe zur Selbsthilfe an, und zeigen Sie immer wieder: Du schaffst es ganz allein. Denn als Coach können Sie es zwar unterstützen, abnehmen können Sie ihm jedoch nichts. Seinen Weg muss Ihr Kind schon selbst gehen. Schließlich soll es ja irgendwann auch auf eigenen Füßen stehen können. Und der größte Erfolg für einen Coach ist, sich selbst überflüssig zu machen!

Schwächen ausgleichen durch gezieltes Fördern

Bis Ihr Kind auf eigenen Beinen steht, liegt aber noch ein hartes Stück Arbeit vor Ihnen. Ein ADS-Kind zu erziehen ist eine gewaltige Aufgabe, aber auch eine große Herausforderung für die ganze Familie. Nehmen Sie sie an, und seien Sie gespannt darauf, was Ihnen jeder neue Tag bringen wird. Es warten mit Sicherheit nicht nur unangenehme Überraschungen auf Sie!

Doch bevor Sie Ihr Förderprogramm starten, überlegen Sie erst einmal in Ruhe, wo die größten Probleme liegen. Denn auch hier – wie bei der professionellen Therapie – gilt: Verfahren Sie nicht nach dem Gießkannenprinzip! Überschütten Sie Ihr Kind nicht mit (gut gemeinten) Angeboten. Das wäre eine totale Überforderung! Besser ist, Sie setzen Prioritäten. Die Checklisten ab Seite 35 helfen Ihnen dabei. Lassen Sie sich Zeit beim Ausfüllen. Sprechen Sie auch mit Ihrem Partner darüber, und vergleichen Sie Ihre Einschätzungen. Aber seien Sie bitte ehrlich – in Ihrem eigenen Interesse und vor allem im Interesse Ihres Kindes. Es ist zwar gut gemeint, wenn Sie kritiklos zu ihm stehen wollen. Doch wenn dafür Probleme unter den Teppich gekehrt werden, nützt das Ihrem Kind auf Dauer gar nichts.

Nicht mit Angeboten überhäufen

TIPP!

Die 10 wichtigsten Alltagsregeln

1. Sorgen Sie für einen stabilen Tagesablauf. Jeder Tag muss immer wiederkehrende Fixpunkte haben, auch wenn Geburtstag oder Weihnachten ist.

2. Vereinfachen Sie Ihren Alltag. Weniger ist mehr – egal ob bei Spielzeug, Fernsehen oder Freizeitaktivitäten.

3. Schaffen Sie sich Rituale. Das gemeinsame Frühstück, die Gute-Nacht-Geschichte, der Wochenendausflug – sie geben Halt und Geborgenheit.

4. Nehmen Sie sich Zeit für Ihr Kind. Sie müssen nicht ständig da sein. Aber wenn Sie sich mit ihm beschäftigen, seien Sie wirklich präsent – und nicht in Gedanken schon wieder in Ihrem Büro oder bei der Einkaufsliste. Wichtig ist, dass Sie sich um eine positive Beziehung zu Ihrem Kind bemühen. Nicht Quantität, sondern Qualität zählt!

5. Erledigen Sie viele alltägliche Arbeiten in Küche, Garten, (Hobby-)Werkstatt und Garage gemeinsam mit Ihrem Kind. Auch wenn es nicht ganz so schnell geht und mehr Späne fallen – Kinder lernen viel dabei.

6. Geben Sie Ihrem Kind schon früh kleine Aufgaben, die es bewältigen kann. Das schafft Erfolgserlebnisse und fördert sein Selbstvertrauen.

7. Reden Sie viel miteinander – am besten während Sie gemeinsam etwas tun. Beim Salatputzen oder Fahrradreparieren kommen die Worte oft leichter über die Lippen.

8. Planen Sie gemeinsame Unternehmungen, bei denen Sie sich zusammen bewegen und auch mal richtig austoben können. Fahrradrallyes, Nachtwanderungen und Kanutouren können viel spannender sein als der tollste Freizeitpark!

9. Seien Sie Ihrem Kind ein Vorbild – auch in Konfliktsituationen. Streit darf es in jeder Familie mal geben. Doch es ist schön, wenn Kinder erleben, dass er gütlich geschlichtet werden kann und Sie sich wieder versöhnen.

10. Bewahren Sie Ruhe und Geduld. Bemühen Sie sich, Probleme vorherzusehen und ihnen vorzubeugen. Und versuchen Sie nicht perfekt zu sein. Bilderbuchfamilien gibt es nur im Fernsehen!

Checklisten: das ADS-Profil Ihres Kindes

Mithilfe der folgenden Fragenkataloge zu den zehn wichtigsten ADS-Symptomen können Sie das ADS-Profil Ihres Kindes ermitteln. Die Checklisten basieren auf dem »Diagnostischen und statistischen Handbuch psychischer Störungen« (DSM-IV) und der deutschen Fassung des »Strengths and Difficulties Questionnaire« (SDQ).

1. KONZENTRATIONSSCHWÄCHE

➤ Hat Ihr Kind Probleme, sich seinem Alter entsprechend längere Zeit auf etwas zu konzentrieren?   Ja   Nein

➤ Lässt es Bastelarbeiten, Puzzles oder Zeichnungen unfertig liegen? Ist es ein »Meister des Unvollendeten«?   Ja   Nein

➤ Lässt sich Ihr Kind leicht ablenken – auch von unwichtigen Dingen – statt bei einer Sache zu bleiben?   Ja   Nein

➤ Trödelt es bei seinen Hausaufgaben? Kommt es nicht zügig voran?   Ja   Nein

➤ Ist es sprunghaft? Verliert es schnell das Interesse an einem Spiel oder einer Beschäftigung und sucht sich dann sofort etwas Neues?   Ja   Nein

➤ Nimmt Ihr Kind oft seine Umgebung nicht mehr wahr? Haben Sie das Gefühl, es sei oft in einer ganz anderen Welt und träume?   Ja   Nein

➤ Ermüdet es bei Pflichtaufgaben leicht, hat es schnell keine Lust mehr?   Ja   Nein

➤ Erledigt es Aufgaben oft nur oberflächlich? Schleichen sich häufig Flüchtigkeitsfehler ein? Übersieht es leicht Details? Schreibt es vieles falsch ab?   Ja   Nein

➤ Sitzt Ihr Kind oft wie hypnotisiert vor dem Fernseher? Beschäftigt es sich, wenn Sie es zulassen, stundenlang mit dem Game-Boy oder mit Computerspielen?   Ja   Nein

➤ Kann es schlecht oder nicht sehr lange zuhören und das Gesagte nur ungenau wiedergeben?   Ja   Nein

➤ Haben Sie oft den Eindruck, das, was Sie sagen, geht bei Ihrem Kind in ein Ohr hinein und zum anderen wieder heraus?   Ja   Nein

2. VERGESSLICHKEIT

➤ Wirkt Ihr Kind oft zerstreut?	Ja	Nein
➤ Haben Sie den Eindruck, sein Gedächtnis wäre wie ein Sieb?	Ja	Nein
➤ Weiß es oft nicht, welche Hausaufgaben es machen soll?	Ja	Nein
➤ Vergisst es von einer Sekunde zur nächsten, wie ein Wort geschrieben wird?	Ja	Nein
➤ Kann es sich seine eigene Telefonnummer schlecht merken?	Ja	Nein
➤ Vergisst es auf dem Weg vom Esszimmer in die Küche, was es für Sie holen sollte?	Ja	Nein
➤ Kann es sich Reihenfolgen schlecht merken? Verdreht es Buchstaben und Zahlen?	Ja	Nein
➤ Verliert oder vergisst es oft seine Sachen?	Ja	Nein
➤ Weiß es im nächsten Augenblick nicht mehr, was es gerade gelesen hat?	Ja	Nein
➤ Vergisst es häufig Verabredungen?	Ja	Nein

3. CHAOTENTUM

➤ Kann Ihr Kind schlecht Ordnung halten?	Ja	Nein
➤ Sieht sein Zimmer meistens so aus, als hätte dort eine Bombe eingeschlagen?	Ja	Nein
➤ Herrscht auf seinem Schreibtisch, in Schrank, im Schulranzen und Rucksack ein Dauerchaos?	Ja	Nein
➤ Ist Ihr Kind schlampig? Sehen seine Sachen unordentlich, seine Schulhefte unsauber aus?	Ja	Nein
➤ Hängt Ihrem Kind oft sein Hemd aus der Hose? Ist es nicht ordentlich angezogen?	Ja	Nein
➤ Fehlt es Ihrem Kind an Zeitgefühl?	Ja	Nein
➤ Trödelt es beim Waschen, An- und Ausziehen, bei den Hausaufgaben?	Ja	Nein

3. Chaotentum (Fortsetzung)

➤ Schiebt Ihr Kind notwendige Arbeiten gern so lange vor sich her, bis die Zeit dafür schon drängt?   ○ Ja   ○ Nein

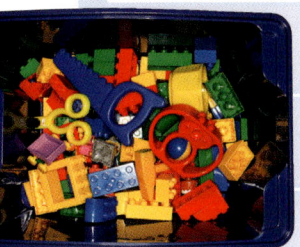

➤ Hat es Probleme, seine Hausaufgaben allein zu erledigen? Müssen Sie ständig Hilfestellung leisten und es antreiben?   ○ Ja   ○ Nein

➤ Kann es weder seine Zeit noch seine Arbeit gut einteilen? Kann es sich nur schlecht selbst organisieren?   ○ Ja   ○ Nein

➤ Lehnt es Aktivitäten, die längere Zeit in Anspruch nehmen, grundsätzlich ab?   ○ Ja   ○ Nein

➤ Kann Ihr Kind sich schlecht allein beschäftigen?   ○ Ja   ○ Nein

➤ Kann es auch mit altersgerechten Spielen nicht immer etwas anfangen?   ○ Ja   ○ Nein

4. Unruhe und Zappeligkeit

➤ Zappelt Ihr Kind ständig herum?   ○ Ja   ○ Nein

➤ Ist es sehr unruhig? Kann es Hände und Füße kaum ruhig halten?   ○ Ja   ○ Nein

➤ Kann es nicht lange still sitzen? Rutscht es auf dem Stuhl herum? Springt es immer wieder auf und läuft herum, selbst wenn es sitzen bleiben soll?   ○ Ja   ○ Nein

➤ Kippelt Ihr Kind mit dem Stuhl?   ○ Ja   ○ Nein

➤ Bleibt es auch beim Essen nicht am Tisch sitzen?   ○ Ja   ○ Nein

➤ Flitzt es wie ein kleiner Irrwisch ständig herum?   ○ Ja   ○ Nein

➤ Tobt, rauft, klettert es lieber, als sich mit einem Tischspiel oder einer Bastelei zu beschäftigen?   ○ Ja   ○ Nein

➤ Findet es abends kaum Ruhe? Hat es Probleme einzuschlafen? Schläft es wenig?   ○ Ja   ○ Nein

➤ War Ihr Kind schon als Neugeborenes und Baby unruhig? Hat es wenig geschlafen, viel geschrien?   ○ Ja   ○ Nein

➤ Wirkt es gehetzt, wie »aufgezogen«? Ist es ununterbrochen in Aktion?   ○ Ja   ○ Nein

➤ Ist Ihr Kind eine wahre Quasselstrippe? Redet es pausenlos?   ○ Ja   ○ Nein

5. SCHLECHTES KÖRPERGEFÜHL

➤ Hat Ihr Kind Probleme, rückwärts zu gehen, auf einem Bein zu hüpfen, Roller zu fahren oder über einen Baumstamm zu balancieren?   Ja   Nein

➤ Fing Ihr Kind spät an zu laufen?   Ja   Nein

➤ Ist es spät oder gar nicht gekrabbelt?   Ja   Nein

➤ Schaukelt Ihr Kind nicht gern?   Ja   Nein

➤ Lässt es sich nicht gern anfassen und in den Arm nehmen? Schmust es nicht gern? Gibt es Ärger beim Duschen oder Eincremen?   Ja   Nein

➤ Kann Ihr Kind seine Kräfte schlecht dosieren? Geht es oft hart zur Sache?   Ja   Nein

➤ Schubst, rempelt, knufft es andere?   Ja   Nein

➤ Spürt es selbst kaum oder gar keine Schmerzen? Weint es nicht, wenn es hinfällt?   Ja   Nein

➤ Ist Ihr Kind ein wilder Draufgänger, der keine Gefahren kennt?   Ja   Nein

➤ Bekommt es oft im wahrsten Sinne des Wortes die Kurve nicht, eckt es häufig an, stolpert es, läuft es irgendwo dagegen?   Ja   Nein

➤ Verletzt es sich immer wieder? Ist es meistens mit blauen Flecken übersät?   Ja   Nein

➤ Leidet es häufig unter Bauch- oder Kopfschmerzen?   Ja   Nein

➤ Gab es während der Schwangerschaft oder der Geburt Komplikationen?   Ja   Nein

6. UNGESCHICKLICHKEIT

➤ Hat Ihr Kind wenig Fingerspitzengefühl?   Ja   Nein

➤ Ist Ihr Kind ein wahrer Pechvogel, der immer etwas umstößt, auskippt und kaputtmacht?   Ja   Nein

➤ Kann es nur schwer Perlen auffädeln, Stickerbilder legen, Knöpfe auf- und zumachen, seine Jacke öffnen und schließen?   Ja   Nein

➤ Kann es nur schlecht mit einer Schere umgehen und etwas ausschneiden?   Ja   Nein

➤ Kann es nur mit Mühe Vorlagen anmalen, ohne die Linien zu übermalen?   Ja   Nein

➤ Hält es einen Stift falsch und verkrampft?   Ja   Nein

➤ Schreibt es weder deutlich noch schön?   Ja   Nein

7. IMPULSIVITÄT UND UNKONTROLLIERTES VERHALTEN

➤ Handelt Ihr Kind ohne zuvor nachzudenken, spontan und impulsiv? ◯ Ja ◯ Nein

➤ Ist es sehr unausgeglichen? Schwanken seine Stimmungen und Launen sehr? ◯ Ja ◯ Nein

➤ Flippt es in stressigen Situationen schnell aus? ◯ Ja ◯ Nein

➤ Kann Ihr Kind schlecht etwas abwarten? Muss es alles sofort bekommen? ◯ Ja ◯ Nein

➤ Fällt es Ihnen oder seinen Lehrern oft ins Wort? Platzt es mit Antworten heraus, ohne dass es gefragt worden ist? ◯ Ja ◯ Nein

➤ Drängelt es sich häufig vor? Stört es andere Kinder in ihrem Spiel? ◯ Ja ◯ Nein

➤ Hat Ihr Kind ein aufbrausendes Temperament? Ist es leicht erregbar? Neigt es zu heftigen Wutanfällen? ◯ Ja ◯ Nein

➤ Kann es mit Enttäuschungen und Frust schlecht umgehen? ◯ Ja ◯ Nein

➤ Ist Ihr Kind ein schlechter Verlierer? ◯ Ja ◯ Nein

➤ Rastet es schnell aus, wenn etwas nicht so klappt, wie es sich das vorstellt? Tobt es schon bei Kleinigkeiten? ◯ Ja ◯ Nein

➤ Stört es in der Schule, weil es dazwischenredet? ◯ Ja ◯ Nein

➤ Hatte Ihr Kind lange Zeit heftige Trotzanfälle? ◯ Ja ◯ Nein

8. UNGEHORSAM

➤ Macht Ihr Kind so gut wie nie das, was Sie von ihm verlangen? ◯ Ja ◯ Nein

➤ Kann es sich an keine Regel halten? ◯ Ja ◯ Nein

➤ Akzeptiert es keine Grenzen? Versucht es immer wieder, festgelegte Grenzen gezielt zu überschreiten? ◯ Ja ◯ Nein

➤ Rebelliert es oft, protestiert es oder versucht, endlose Diskussionen etwa über ein Verbot anzuzetteln? ◯ Ja ◯ Nein

➤ Lässt es sich von Ihnen kaum Vorschriften machen oder Ratschläge geben? ◯ Ja ◯ Nein

➤ Stellt es lieber seine eigenen Regeln auf als die anderer zu beachten? Verlangt es von anderen, sich auch daran zu halten? ◯ Ja ◯ Nein

➤ Wird es leicht bockig und stur, wenn ihm etwas nicht passt? ◯ Ja ◯ Nein

➤ Wird es von anderen Menschen oft als »ungezogen« und »schlecht erzogen« bezeichnet? ◯ Ja ◯ Nein

➤ War es von klein auf ein eher schwieriges Kind, das sich nicht leicht führen ließ? ◯ Ja ◯ Nein

9. AUSSENSEITER UND AGGRESSIONEN

➤ Spielt Ihr Kind lieber allein als mit anderen Kindern?   ○ Ja ○ Nein

➤ Teilt es nicht gern mit anderen?   ○ Ja ○ Nein

➤ Hat es kaum Spielkameraden, vielleicht sogar gar keine Freunde?   ○ Ja ○ Nein

➤ Möchte es immer den »Boss« spielen? Ist es deswegen nicht sehr beliebt?   ○ Ja ○ Nein

➤ Kann es sich in Gruppen etwa auf dem Spielplatz oder beim Sport schlecht einfügen? Ist es eher ein Einzelgänger?   ○ Ja ○ Nein

➤ Kommt es mit anderen Kindern schlecht klar? Gibt es beim Spiel schnell Streit, Ärger, Tränen?   ○ Ja ○ Nein

➤ Ärgert oder schikaniert Ihr Kind häufig andere? Sucht es regelrecht Streit?   ○ Ja ○ Nein

➤ Wird es bei Konflikten schnell handgreiflich?   ○ Ja ○ Nein

➤ Schlägt, boxt, tritt, spuckt, kratzt es schnell? Geht es ohne offensichtlichen Grund auf andere Kinder los?   ○ Ja ○ Nein

➤ Zerstört es Bauwerke der anderen? Macht es Sachen kaputt?   ○ Ja ○ Nein

10. MANGELNDES SELBSTBEWUSSTSEIN

➤ Wirkt Ihr Kind oft traurig, bedrückt und niedergeschlagen?   ○ Ja ○ Nein

➤ Machen sich andere über es lustig, wird es gehänselt, vielleicht sogar gemobbt?   ○ Ja ○ Nein

➤ Ist es bei anderen Kindern unbeliebt? Wird es kaum oder nie zum Spielen oder zu Geburtstagsfeiern eingeladen?   ○ Ja ○ Nein

➤ Hat Ihr Kind oft und schnell Angst?   ○ Ja ○ Nein

➤ Schläft es schlecht? Hat es Albträume?   ○ Ja ○ Nein

➤ Schwindelt und schummelt es, um besser dazustehen?   ○ Ja ○ Nein

➤ Reagiert es in unbekannten Situationen und bei neuen Dingen oft überängstlich? Klammert es sich an Sie?   ○ Ja ○ Nein

➤ Ist es bei Neuem unsicher, übervorsichtig, sehr nervös?   ○ Ja ○ Nein

➤ Traut Ihr Kind sich selbst wenig zu?   ○ Ja ○ Nein

➤ Fühlt es sich schnell ungerecht behandelt?   ○ Ja ○ Nein

➤ Taut es in fremden Umgebungen erst langsam auf?   ○ Ja ○ Nein

Jedes Kind gezielt fördern –
Schritt für Schritt

Haben Sie es geschafft, sich durch die vielen Fragen der Checklisten durchzuarbeiten? Dann schauen Sie doch mal, wo Sie die meisten »Ja«-Kreuze gemacht haben. Ist Ungehorsam ein großes Problem bei Ihnen zu Hause? Oder beeinträchtigen eher die ständige Unruhe und Zappeligkeit Ihres Kindes das Familienleben? Überlegen Sie zunächst in Ruhe, welche Probleme Sie vorrangig angehen möchten. Und dann stellen Sie sich aus den Bausteinen im zweiten Kapitel Ihr individuelles Programm zusammen – immer wieder neu. Ganz auf die Bedürfnisse Ihres Kindes ausgerichtet. Probieren Sie aus, was Ihrem Sohn oder Ihrer Tochter gut bekommt, was Ihnen und Ihrer Familie den Alltag erleichtert, was Ihr Zusammenleben schöner macht. Ihrer Kreativität sind dabei keine Grenzen gesetzt. Kombinieren Sie einzelne Übungen und Elemente nach Herzenslust. Variieren Sie sie ganz nach Ihrem Geschmack. Denken Sie sich selbst ähnliche oder neue Spiele aus. Erlaubt ist, was Ihrem Kind (und Ihnen) gut tut. Sie sind der Coach! Tasten Sie sich einfach gemeinsam mit Ihrem Kind immer weiter voran – Schritt für Schritt. Dann werden Sie vielleicht eines Tages als Coach tatsächlich entbehrlich sein!

Spiele immer wieder neu kombinieren

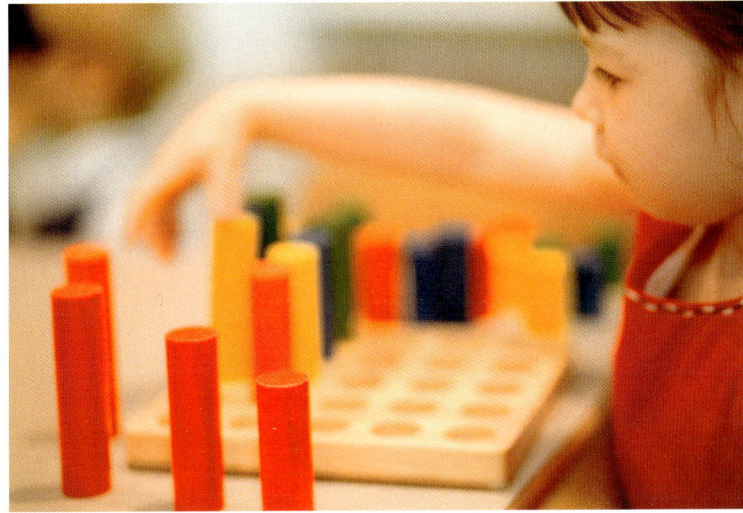

Ihr Kind lernt konzentriert zu spielen.

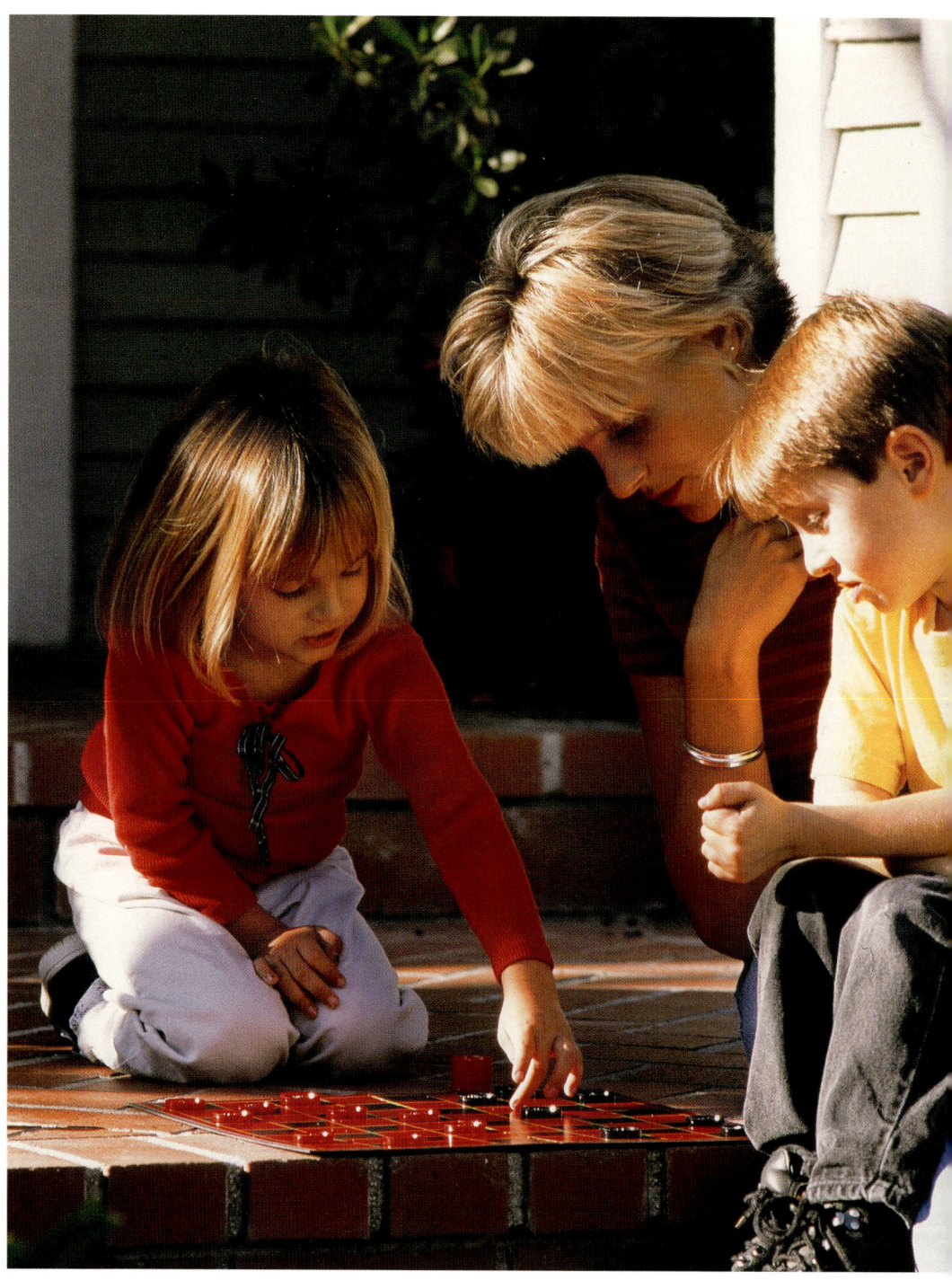

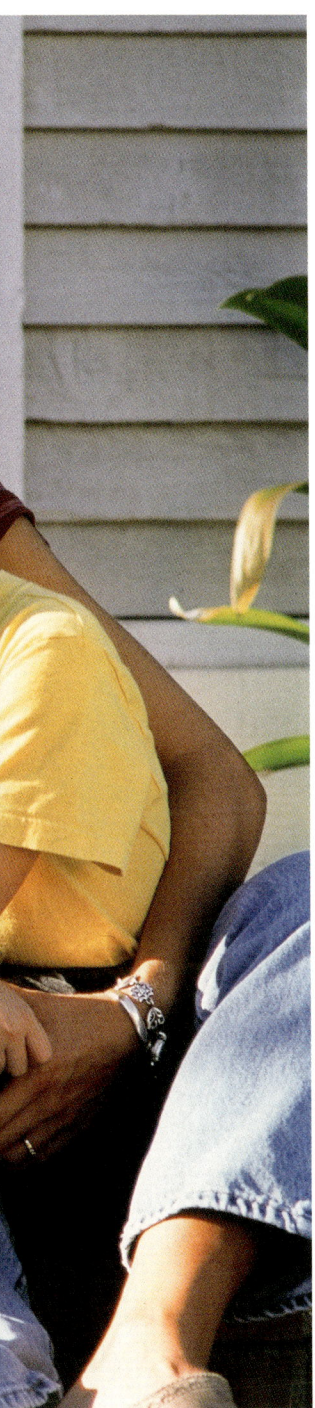

10-Punkte-Förder-programm

Sie haben im ersten Teil alles Wissenswerte über ADS erfahren und die wichtigsten Therapien bei ADS kennen gelernt. Auch haben Sie das persönliche ADS-Profil Ihres Kindes erstellt, und so können Sie nun Ihren Sprössling gezielt fördern.

Damit dies nicht in Arbeit ausartet oder wie »Schule am Nachmittag« stattfindet, haben wir für alle zehn Bereiche lustige Spiele und kurzweilige Übungen zusammengestellt, die garantiert nicht nur Ihrem Kind Spaß machen.

Außerdem finden Sie für jeden Bereich wichtige Tipps und Coaching-Kniffe.

1. Die Konzentration verbessern

Ihr Kind

● kann sich schlecht konzentrieren,
● ist unaufmerksam,
● lässt sich leicht ablenken,
● kann sich nicht allein beschäftigen,
● hat keine Ausdauer.

Auch ohne ADS fällt es oft schwer
genug, immer ganz bei der Sache
zu sein. Allzu leicht wird unsere
Konzentration gestört, oft genügt
schon eine Kleinigkeit, um unsere
Gedanken auf Abwege zu führen.
Und unser Gehirn muss dann
Schwerstarbeit leisten, um das
Eigenleben unseres Geistes unter
Kontrolle zu behalten!

Das Chaos im Kopf entwirren Für ADS-Kinder ist das eine fast
unlösbare Aufgabe. Zu groß ist
die Flut an Reizen, die ihr Gehirn
ständig überspült. Ihnen fällt es
doppelt schwer, einen klaren und
wachen Kopf zu behalten. Doch
den brauchen auch sie, um ihre
ganze Aufmerksamkeit auf eine
Sache, auf ein Ziel hin zu lenken
und alles auszublenden, was dabei stört. Die Kunst der Konzentration lässt sich zwar nicht er-
zwingen, aber sie ist erlernbar –

auch von ADS-Kindern –, zum
Beispiel mit den folgenden
Übungen und Spielideen.

Das Geheimnis des Tuches

Hier hat ein Zauberer seine Hand
im Spiel: Immer wieder verschwinden Gegenstände, und
neue tauchen auf. Nur wer genau
hinsieht und aufpasst, kommt
dahinter, welche es sind. Ihr Kind
schließt kurz seine Augen. Nun
legen Sie verschiedene Dinge vor
ihm auf den Tisch (einen Bleistift, ein Bonbon, ein kleines
Auto, einen Radiergummi, einen
Löffel, eine Feder oder Ähnliches)
und decken ein großes Tuch darüber. Dann darf Ihr Kind die Augen öffnen. Sie ziehen das Tuch
weg, und Ihr Kind betrachtet die
Gegenstände. Danach decken Sie
alles wieder zu. Nun heißt es sich
genau erinnern – am besten mit
geschlossenen Augen. Sie tauschen inzwischen einige Dinge
unter dem Tuch aus: Bleistift und
Löffel verschwinden, dafür liegen
jetzt Blume und Luftballon darunter. Ob Ihr Kind das beim
nächsten Lüften des Tuches entdeckt?

Neue Gegen-stände entdecken

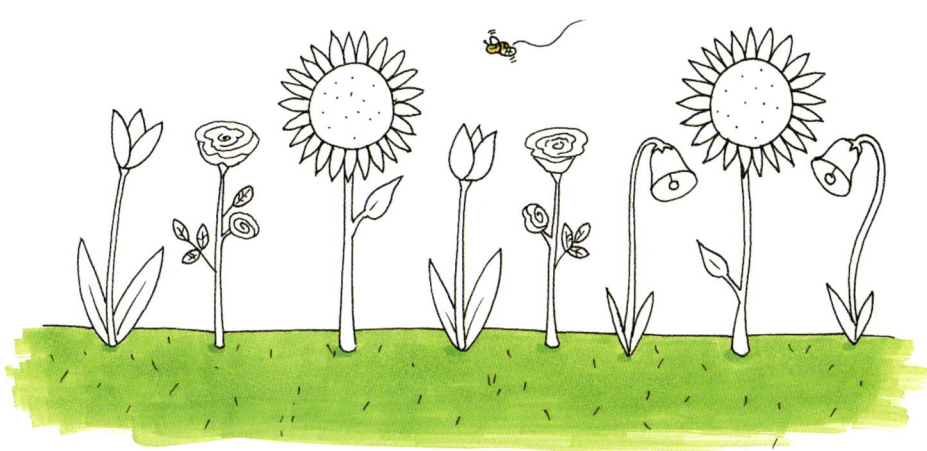

Diese Blumenwiese darf bunt werden.

Blütenpracht

Alle Blumen sind wunderschön, aber nur eine Sorte blüht in roter Pracht. Kopieren (und vergrößern) Sie die Vorlage oben, und kleben Sie die Blumenreihe auf ein Din-A4-Blatt. Nun legen Sie fest, welche Blütenform Ihr Kind rot anmalen soll. Da heißt es genau hinsehen! Tipp: Kopieren Sie Ihr fertiges Din-A4-Blatt mehrmals. So können Sie das Spiel öfter wiederholen und dabei immer wieder eine andere Blüte auswählen, die farbig angemalt werden soll.

Fotopuzzle

Reißen Sie aus Zeitschriften große Abbildungen heraus: Tiere, Gesichter, Landschaften, Autos. Kleben Sie sie jeweils auf ein un-durchsichtiges weißes Blatt Papier. Nun zerschneiden Sie die Bilder in einzelne Teile, je nach Alter Ihres Kindes größer oder kleiner. Fangen Sie zuerst mit wenigen Stücken an. Schafft es Ihr Sprössling, alles wieder zusammenzupuzzeln, kann die Aufgabe schwieriger, die Zahl der Einzelteile größer werden.

Puzzles selbst gemacht

Klingende Namen

Geben Sie Ihrem Kind eine kleine Glocke oder Rassel in die Hand. Nun lesen Sie ihm eine Geschichte vor. Immer wenn der Name des Helden fällt, soll es klingeln oder rasseln. Schwieriger wird's bei zwei oder sogar drei Hauptpersonen: Dann muss bei einer geklingelt, bei der anderen auf den Tisch geklopft und bei der dritten gerasselt werden.

Märchenerzähler

Lustiges Gemein- schaftswerk

Hier heißt es gut aufpassen und Fantasie entwickeln. Fangen Sie an, Ihrem Kind eine Geschichte von jemandem (mit Namen) zu erzählen. Brechen Sie dann mitten im Satz ab, zum Beispiel: »Eines Morgens ging Tom mit seinem Hund Emil zur Wiese am Waldrand. Dort spielten die beiden immer besonders gern. Das Gras war noch nass. Da trafen sie plötzlich …« Nun muss Ihr Sprössling weiter erzählen. Nach ein, zwei Sätzen sind wieder Sie oder andere Mitspieler an der Reihe. So wächst die Erzählung immer weiter. Einzige Bedingungen: Personen, Namen und andere Details dürfen nicht verändert werden, und die Geschichte muss stimmig bleiben. Dann wird sie zu einem spannenden Märchen.

WICHTIG
Konzentrationsfutter

Unser Gehirn ist ein äußerst sensibles Organ. Wird es nicht ordentlich versorgt, nimmt es uns das sofort übel. An Konzentration ist dann nicht mehr zu denken. Ganz wichtig deshalb: das richtige »Futter« für die grauen Zellen. Denn unser Gehirn ist ein wahrer »Vielfraß«. Obwohl es nur zwei bis vier Prozent unseres Körpergewichts ausmacht, beansprucht es 20 Prozent unseres gesamten Nahrungsbedarfs. Vor allem Eiweiße als Baumaterial für die Botenstoffe (Neurotransmitter) und natürlich Kohlenhydrate als Antriebsenergie. 180 bis 200 Gramm Glukose verbraucht das Gehirn jeden Tag. Und ist der Energiespeicher leer, kann es nicht arbeiten. Am besten geben Sie Ihrem Kind möglichst viele »komplexe« Kohlenhydrate (in Vollkornprodukten, Obst und Gemüse). Die sorgen über lange Zeit für einen kontinuierlichen Blutzuckerspiegel – wichtig vor allem für Hyperaktive, die zu Unterzuckerung neigen. Dazu Eiweiß aus Milch und Milchprodukten, Käse, Eiern, Hülsenfrüchten, Nüssen, fettarmem Fisch und magerem (Geflügel-)Fleisch. Und das Trinken nicht vergessen: 1,5 Liter pro Tag sollten es schon sein, am besten Mineralwasser ohne Kohlensäure, ungesüßte Früchte- und Kräutertees und verdünnte Obstsäfte ohne Zucker. Denn nur wenn der Wasserhaushalt in unserem Körper ausgeglichen ist, können die komplizierten elektrischen und chemischen Prozesse im Gehirn reibungslos ablaufen. Und dann klappt's auch mit der Konzentration!

Geräuschkulisse

Konzentriert hinhören

Verbinden Sie Ihrem Kind die Augen, setzen Sie es mitten in einen Raum, und lassen Sie es lauschen. Welche Geräusche hört es um sich herum? Das Ticken einer Uhr, das Brummen des Kühlschranks oder Autos draußen auf der Straße? Nun machen Sie gezielt Geräusche, die in diesen Raum gehören. Also in der Küche das Wasser aufdrehen, etwas mit dem Schneebesen schlagen oder Ähnliches.

Musikgenuss

Instrumente und Personen erkennen

Auch hier geht's noch einmal um genaues Hinhören. Spielen Sie Ihrem Kind Instrumentalmusik vor. Seine Aufgabe ist es, alle beteiligten Musikinstrumente herauszuhören. Kleineren Kindern im Vorschulalter können Sie Aufnahmen von Naturklängen (Vögel, Wind, Wasser, Meeresrauschen) vorspielen. Für die Größeren gibt es auch schöne klassische Kinder-Musikstücke, wie »Peter und der Wolf« von Sergej Prokofjew. Wer genau aufpasst, kann hier die einzelnen Motive den jeweiligen Tieren (Ente, Vogel, Katze, Wolf) und Personen (Peter, Jäger) genau zuordnen.

Fantasiefiguren

Werden Sie für Ihr Kind zum Künstler. Zeichnen Sie Figuren auf, die aus verschiedenen geometrischen Formen wie Kreisen, Dreiecken, Quadraten und Rechtecken zusammengesetzt sind (wie unten). Kleinere Kinder mögen es gern etwas größer und überschaubarer, für ältere dürfen es auch umfangreichere Gebilde, vielleicht sogar mit Formen in verschiedenen Größen sein. Nun weisen Sie jeder Form eine bestimmte Farbe zu, vielleicht alle Rechtecke rot, Dreiecke blau, Quadrate grün und Kreise gelb. Danach soll Ihr Kind Ihrer Zeichnung Farbe verleihen.

Ihr Kind ordnet Farben bestimmten Formen zu.

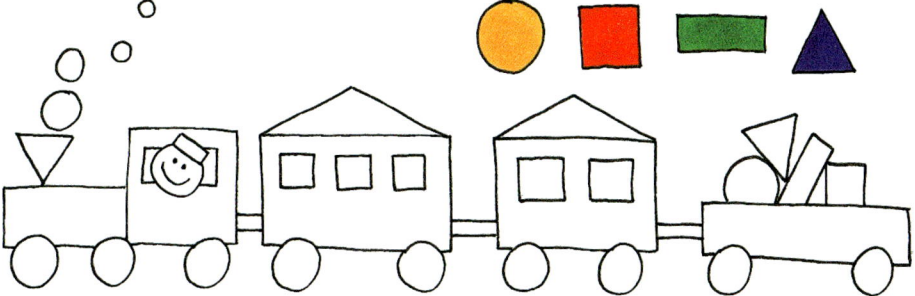

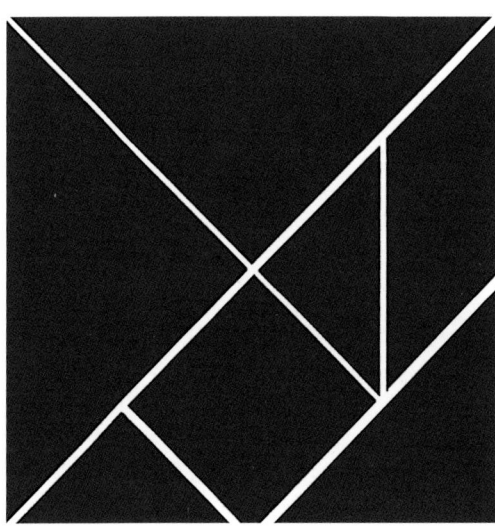

Tangram

Kennen Sie dieses alte Spiel aus China? Es besteht aus sieben Holzplättchen in Form von Dreiecken, einem Rechteck und einem Quadrat. Daraus müssen Figuren von einer Vorlage exakt nachgelegt werden. Sie können dieses Spiel kaufen, sich aber auch eines selbst basteln: Schneiden Sie dazu aus einem dicken schwarzen Karton ein Quadrat aus. Auf dieses Quadrat zeichnen Sie nach unserer Abbildung die sieben einzelnen Formen mit Lineal, schneiden sie aus – und fertig. Mal sehen, ob Ihr Kind damit den Chinesen auf unserem Bild oder andere Figuren, die Sie ihm vorgeben oder die es selbst erfindet, legen kann.

Bunte Ketten

Perlen auffädeln erfordert viel Fingerfertigkeit – und ein hohes Maß an Konzentration, wenn nach einem vorgegebenen Muster gearbeitet wird. Doch was dabei herauskommt, ist ein exklusives Schmuckstück! Stellen Sie Ihrem Kind dafür Perlen, nach verschiedenen Farben sortiert, zur Verfügung. Überlegen Sie zuerst gemeinsam, wie die Kette aussehen soll, und halten Sie die Farbenfolge auf einem Stück Papier fest, etwa rosa, türkis, weiß, blau, türkis, blau, weiß, türkis, rosa und wieder von vorn. Ist das Muster gemalt, kann das Auffädeln auf eine (Leder-)Schnur oder einen stabilen Faden beginnen. Wer bereits etwas Übung hat, kann später auch kompliziertere Muster kreieren und nacharbeiten, etwa 3 rot, 2 gelb, 3 rot, 5 grün, 3 rot und so weiter.

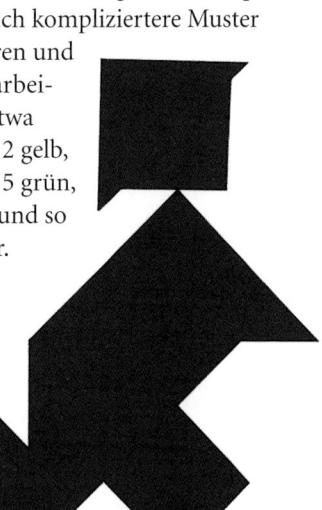

Die magische Acht

Die folgende Übung stammt aus der Angewandten Kinesiologie. Sie erhöht die Aufmerksamkeit, verbessert das Denkvermögen und macht fit für neue Aufgaben. Sie ist also ideal, um die Konzentration zwischendurch wieder zu erhöhen. Ihr Kind setzt sich gerade hin und streckt den linken Arm nach vorn, der Daumen ist in Höhe der Nase und zeigt nach oben. Nun »malt« Ihr Sprössling eine liegende Acht in die Luft – von der Mitte aus nach links oben. Der Arm bleibt immer ausgestreckt, der Kopf still. Nur die Augen folgen der langsamen Bewegung des Daumens. Hat Ihr Kind diese »Achterbahn« mit dem linken Arm dreimal abgefahren, ist der rechte Arm dran. Zum Schluss beide Hände gefaltet vorstrecken und damit die magische Zahl »malen«. Anschließend kurz innehalten und entspannen. Danach kann es dann wieder auf zu neuen Taten gehen.

Zwischen den Hausaufgaben fit werden

Mandalas

Eine wunderbare Konzentrationsaufgabe und gleichzeitig Entspannung pur ist das Ausmalen von Mandalas. Vorlagen dafür gibt es im Buchhandel in Hülle und Fülle – einfache ebenso wie sehr ornamentreiche und komplizierte. Sie können aber auch mit Hilfe einer Schablone (gibt's in Bastel- oder Spielwarengeschäften) gemeinsam mit Ihrem Kind Ihre ganz eigenen Mandalas entwerfen und später kolorieren.

Mandalas dienen der Entspannung und der Konzentration.

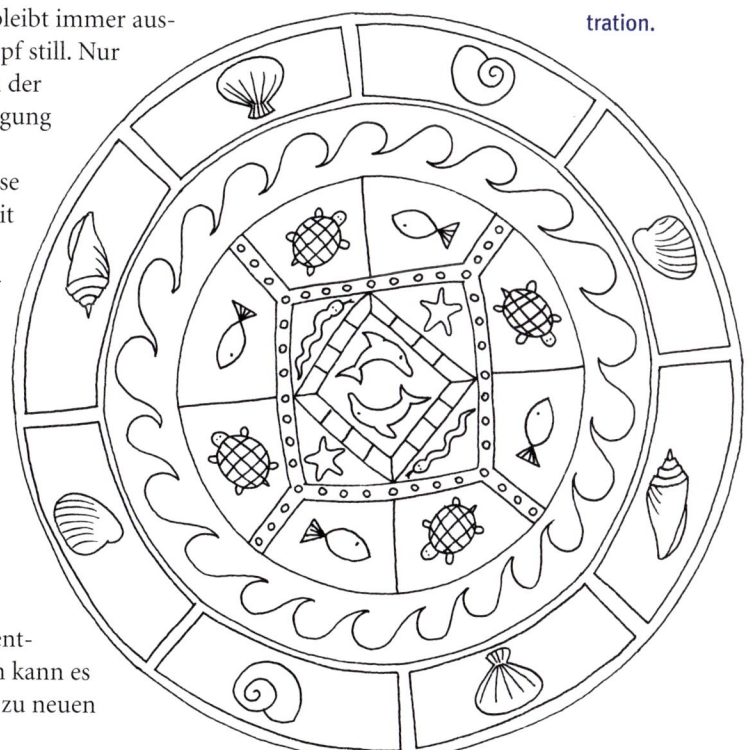

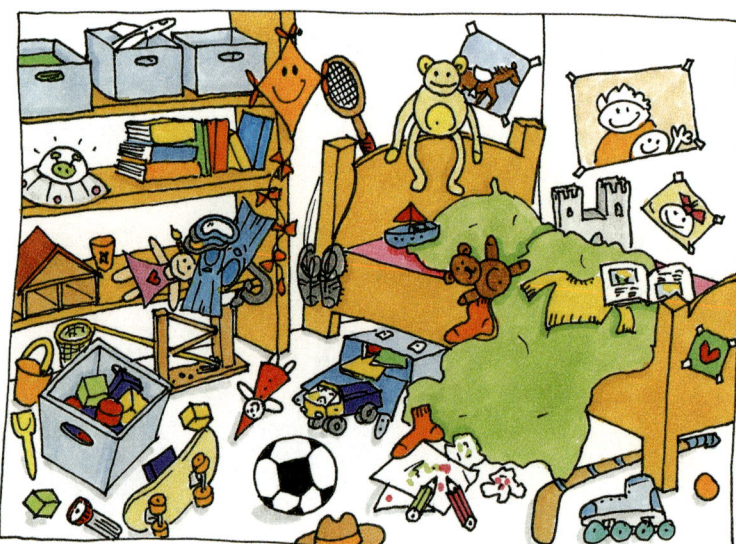

Auf den
ersten Blick
sehen beide
Bilder gleich
aus ...

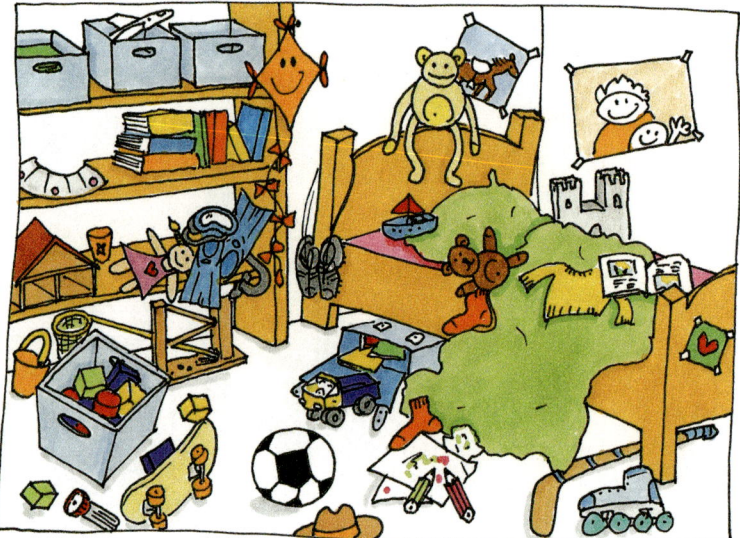

... auf den
zweiten
Blick gibt
es sieben
Fehler zu
entdecken.

Fehlersuche

Genaues Hinsehen und Konzentration braucht Ihr Kind auch für
Suchbilder. Oft finden Sie solche Angebote in Zeitschriften. Oder Sie
kopieren unsere Vorlagen, am besten vergrößert.

Coaching-Kniffe

- Bleiben Sie gelassen, und überfordern Sie Ihr Kind nicht. Stress blockiert das Gehirn. Nur wer locker und entspannt ist, kann sich gut konzentrieren.
- Schalten Sie alle Störquellen aus. Ob Dauerberieselung durch Radio oder Fernseher, Papas Besuche im Internet oder lärmende Geschwister – das alles stört die Konzentration.
- Setzen Sie Ihr Kind auf ein mit Kastanien oder Bohnen gefülltes Kissen. Das beruhigt vor allem Hyperaktive. Sie spüren sich so selbst besser und sind dadurch aufmerksamer.
- Auch ein toller Sitz für mehr Aufmerksamkeit – und einen gesunden Rücken: ein großer Gymnastikball. Kinder, die darauf sitzen, müssen permanent ihr Gleichgewicht ausbalancieren. Das hält das Gehirn wach und den Körper in leichter Bewegung.
- Manchmal klappt es mit den Hausaufgaben besser, wenn Ihr Kind auf dem Boden sitzt oder sogar liegt. Versuchen Sie es, und bleiben Sie dann bei der Variante, die sich als erfolgreich erwiesen hat.
- Sorgen Sie für frische Luft während der Hausaufgaben. Bei konzentrierter geistiger Arbeit verbraucht der Körper 15 Prozent mehr Sauerstoff als normalerweise.
- Massieren Sie die Ohrmuscheln Ihres Sprösslings sanft zwischen Daumen und Zeigefinger – von oben nach unten und von innen nach außen. Diese Übung aus der Angewandten Kinesiologie macht wieder wach und aufmerksam.
- Geben Sie Ihrem Kind Zeit zum Ausruhen, denn Konzentration ist anstrengend. Da ist Entspannung zwischendurch dringend nötig (Seite 69 bis 78). Beachten Sie: Je jünger Ihr Kind ist, desto häufiger braucht es eine Pause.
- Die Dauer, in der Kinder sich tatsächlich auf eine einzige Sache konzentrieren können, wird allzu oft überschätzt.

Als Durchschnittswerte gelten:

▶ 5 bis 7 Jahre: 15 Minuten
▶ 8 bis 9 Jahre: 20 Minuten
▶ 10 bis 12 Jahre: 25 Minuten
▶ älter als 12 Jahre: 30 Minuten.
▶ Je nach Tageszeit und -form kann diese Zeitspanne auch kürzer ausfallen. Dann hilft nur eine Pause, um wieder voll da zu sein.

2. Dem Gedächtnis auf die Sprünge helfen

Ihr Kind

- ist vergesslich,
- kann sich nur schwer etwas merken,
- wirkt zerstreut,
- verliert häufig etwas.

Den Speicher im Gehirn nutzen

Wissen Sie immer genau, wo Sie Ihre Autoschlüssel hingelegt haben? Und haben Sie nicht erst gestern beim Einkaufen das Salz vergessen, obwohl sie gerade deswegen losgegangen waren? So etwas kann jedem von uns mal passieren, klar. Den meisten ADS-Kindern aber unterläuft das täglich. Sie haben oft einfach ein schlechtes Gedächtnis. Vor allem ihr Kurzzeit- oder Arbeitsgedächtnis funktioniert nicht so, wie es sollte. Es gleicht eher einem Sieb, durch das vieles einfach hindurchrutscht. Da ist es kein Wunder, dass so manches erst gar nicht im Kopf ankommt. Doch das muss – auch bei ADS-Kindern – nicht sein. Schließlich ist unser Gehirn mit seinen 100 Milliarden Nervenzellen ein gigantisches Netzwerk mit enormen Speicherkapazitäten, von denen auch heute noch jeder

Computer nur träumen kann. Leider nutzen wir davon nur etwa 20 Prozent – nicht mehr als unsere Vorfahren in der Steinzeit! Experten für »Brain-Management« meinen deshalb, es gäbe kein schlechtes Gedächtnis – nur ein schlecht genutztes. Also lässt sich dagegen etwas tun. Denn Übung macht auch hier den Meister. Und wer regelmäßig übt, schafft es locker, seine Gehirnkapazität zu vergrößern und so sein Gedächtnis zu verbessern. Das gilt auch für ADS-Kinder! Die folgenden Spiele und Übungen helfen jedem Gedächtnis auf die Sprünge!

Reisebekanntschaften

Hier geht es um das Verknüpfen verschiedener Informationen – und zwar so, dass sie im Gedächtnis haften bleiben. Am meisten Spaß macht das Spiel mit mehreren Personen.
Zuerst bleiben nur zwei Spieler im Zimmer, alle anderen gehen nach draußen. Sagen Sie zu Ihrem Mitspieler im Zimmer beispielsweise: »Stell dir vor, wir sitzen in einem Eisenbahnabteil. Ich sage: ›Guten Tag. Ich heiße Anna

Wenn einer eine Reise tut ...

Müller und fahre zu meiner Tante nach Köln.‹ Nun steigt der nächste Fahrgast ein, und du musst mich vorstellen.«
Eine weitere Person kommt ins Zimmer, und Ihr Mitspieler muss dem neuen Mitreisenden erklären: »Das ist Anna Müller. Sie fährt zu ihrer Tante nach Köln. Ich heiße Udo Fischer und will Urlaub auf dem Bauernhof an der Mosel machen.« So geht es dann weiter, bis alle Bekanntschaft geschlossen haben.

… dann kann er was erleben

Memory

Memory-Spiele sind eine hervorragende Gedächtnisübung und trainieren zugleich die Konzentration. Im Handel gibt es unzählige Memory-Varianten in unterschiedlichen Schwierigkeitsgraden für kleine und größere Kinder. Und fast alle lassen sich wunderbar mit der ganzen Familie spielen. So lassen sich Fördern und Spaß gut verknüpfen.
Sie können mit Ihrem Kind aber auch ganz besondere Memorys selbst basteln. Wie wär's mit einem Hör-Memory? Dazu füllen Sie unterschiedliche Materialien in leere Filmdosen, immer zwei Dosen bekommen den gleichen Inhalt: Büroklammern, Bohnen, Reis, kleine Nägel, Steinchen, Sand. Da heißt es Ohren spitzen! Oder Sie benutzen für Ihr ganz

persönliches Memory Fotos aus dem letzten Urlaub, Bilder von Tieren oder selbst gesammelte und gepresste Blätter. Hauptsache es lassen sich Paare bilden. Dabei müssen es nicht unbedingt zwei identische Fotos sein. Wichtig ist, dass die beiden Motive zusammenpassen, wie ein Strand- und ein Muschelfoto, ein Bild mit Schafen und eines mit Lämmern oder das Blatt einer Buche mit der Abbildung eines Buchenbaumes. Da lässt sich vieles kombinieren! Die Abbildungen werden jeweils auf festen Karton aufgeklebt und in gleich große Kärtchen geschnitten. Ein solches Memory kann ständig weiter wachsen. Immer wenn Sie ein neues Pärchen finden, können Sie es Ihrer Sammlung hinzufügen. So bleibt das Spiel spannend.

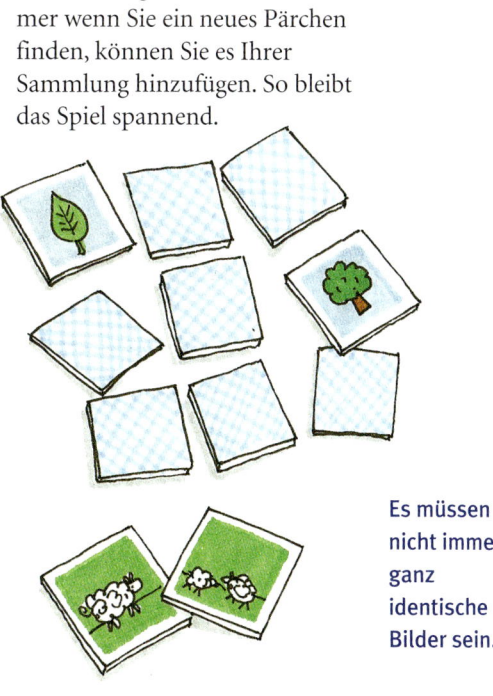

Es müssen nicht immer ganz identische Bilder sein.

Robinson-Insel

Genau zuhören und sich kurzfristig etwas merken – darum geht es bei diesem Spiel, das Sie zu zweit oder in einer Gruppe spielen können. Zunächst bekommt jeder »Reiseproviant« in Form von fünf Crackern oder Gummibärchen. Dann beginnt der erste Mitspieler: »Ich fahre auf eine einsame Insel und nehme ... mit« – zum Beispiel eine Angel. Der nächste wiederholt das Gesagte und fügt einen weiteren Gegenstand hinzu. So geht es immer weiter, und die Gepäckliste wird immer länger. Wer beim Wiederholen etwas vergisst, muss ein Stück seines Reiseproviants weglegen. Wer nichts mehr zu essen hat, scheidet aus, denn ohne Vorräte würde er auf der einsamen Insel verhungern.

Rechenkünstler

Kopfrechnen schult das Gedächtnis enorm. Variieren Sie die Rechenkunst je nach Alter Ihres Kindes. Wie wär's im ersten Schuljahr mit »Erbsenrechnen«? Stellen Sie dazu eine Schale mit getrockneten Erbsen bereit. Bei jeder Aufgabe nimmt Ihr Sprössling sich davon die entsprechende Anzahl heraus oder legt wieder welche zurück: 5+3, 4-3, 8-6, 3+7 und so weiter.

Rechnen mit Erbsen und Linsen

Schwieriger wird's schon beim »Kettenrechnen« – mit oder ohne Erbsen: 7+3-2 ...
Mit größeren Kindern können Sie »Würfelrechnen« spielen: Geben Sie jeweils vor, ob addiert, subtrahiert, multipliziert oder dividiert werden soll und wie oft gewürfelt wird. Dann würfelt der Erste. Alle merken sich die Zahl. Der Würfel wandert zum nächsten Spieler. Aber psst, nicht laut rechnen, nur im Kopf. Nach den festgelegten Würfel- und Rechenschritten notiert jeder sein Ergebnis. Dann wird verglichen. Wer gut aufgepasst und richtig gerechnet hat, bekommt einen Punkt.

Rückblende

Was war eigentlich heute morgen in der Schule los? Oder am letzten Wochenende? Schauen Sie doch mal zusammen mit Ihrem Kind spielerisch zurück: »Oliver, dein Klassenkamerad, ist krank. Er ruft dich an, um zu erfahren, was ihr im Unterricht gemacht habt. Erzähle es ihm doch bitte – Stunde für Stunde, damit er genau Bescheid weiß und alles nacharbeiten kann.« – Oder Sie testen das Gedächtnis Ihres Kindes so: »Ich habe ganz vergessen, was wir gestern um diese Zeit gemacht haben. Weißt du es noch? Erzähl doch mal ...«

Erinnern an Heute und Gestern

Solche Erinnerungsspiele sind nicht nur gute Gedächtnisübungen, sondern helfen auch, Erlebnisse besser zu verarbeiten.

Stille Post

Mundpropaganda

Altbekannt und immer wieder lustig, wenn es mehrere Mitspieler gibt: Flüstern Sie dem Ersten einen Satz ins Ohr. Aber bitte noch so laut und so deutlich, dass er wirklich zu verstehen ist. Nun wandert der Satz von einem Ohr zum nächsten. Mal hören, wer sich was gemerkt hat. Spannend und witzig ist immer, was am Ende dabei herauskommt. Zum Trost darf der Letzte dann der nächste »Satzgeber« sein.

Hausaufgaben merken

Auch wenn es anfangs noch nicht so viele Hausaufgaben gibt – machen Sie vom ersten Schultag an das Hausaufgabenheft zu einem wesentlichen Bestandteil im Schulranzen Ihres Kindes. Schenken Sie dafür Ihrem Kind ein besonders schönes kleines Heft, in dem es alles notieren kann. Bereiten Sie das Heft so vor, dass auch ABC-Schützen es schnell und leicht führen können.

Wie wär's in der ersten Klasse mit Symbolen, etwa einem Stift für Schreiben, einem Würfel für Rechnen und einem Auge für Lesen? Zeichnen Sie die Symbole Ihrem Kind jeweils für eine Schulwoche im Voraus ins Heft. Dann muss es nur noch eine Seitenzahl und Aufgabennummer dazuschreiben. Ein Haken zeichnet das Erledigte ab und erleichtert so den Überblick. Klappt alles gut, gibt es von Ihnen jeden Tag einen kleinen Stempel oder einen bunten Aufkleber ins Heft.

Bei älteren Schülern können Sie die einzelnen Fächer (Deutsch, Mathe, Sachkunde, Religion) in unterschiedlichen Farben aufschreiben. Am besten ist es natürlich, Ihr Kind bereitet sich selbst sein Aufgabenheft jeweils am Ende der Woche für die nächste vor. Das ist eine gute Übung in Sachen Arbeitsorganisation!

Manchmal lässt sich mit wenig Aufwand Ordnung schaffen.

WICHTIG

Lernen mit allen Sinnen

ADS-Kinder lernen anders als andere Kinder. Sie sind, wie Experten herausgefunden haben, äußerst kreative, fantasievolle, »rechtshemisphärische« Menschen, also mit einer dominanten rechten Gehirnhälfte ausgestattet. Dadurch begreifen sie vieles besser, wenn sie ein Bild vom Ganzen haben. Und sie eignen sich Dinge statt durch Zuhören und trockene Erklärungen besser durch Zuschauen und Selbermachen an. Ganzheitliches Lernen sollte deshalb die Devise lauten. Lernen mit allen Sinnen – etwas, das in vielen Schulen leider noch nicht selbstverständlich ist. Probieren Sie es also zu Hause mal aus – es muss ja nicht immer bei den Hausaufgaben sein. Vieles lernt man im Alltag »sinnvoll« ganz nebenbei. Hier nur einige Beispiele:

● Wie schwer ist ein Kilogramm? Wie weit ist ein Kilometer? Gerade abstrakte Maße bleiben besser im Gedächtnis haften, wenn man sie selbst sinnlich erfahren hat. Wer eine Kilo-Tüte Zucker trägt, merkt schnell, dass sie schwerer ist als eine mit nur 250 Gramm. Und wer den Kilometer zur nächsten Bushaltestelle wirklich zu Fuß läuft, weiß, dass er dafür mehr Schritte machen muss als zum Briefkasten, der nur 200 Meter entfernt ist.

● Mit Bewegung lernt es sich nochmal so gut. Zählen Sie mit Ihrem Kind beim Laufen jeden Schritt – vorwärts und rückwärts. Lassen Sie es zählend die Treppe hinauf- und rückwärts zählend wieder hinabsteigen. Malen Sie große Buchstaben in den Sand oder mit Kreide aufs Pflaster. Lassen Sie Ihr Kind die Buchstaben abgehen oder auf einem Bein abhüpfen.

● Schreiben Sie Wörter in einen Hinkekasten. Ihr Kind wirft einen kleinen Stein in ein Feld, hüpft dort hin und liest das Wort vor.

● Lassen Sie Ihr Kind Wörter langsam und deutlich aussprechen und bei jeder Silbe in die Hände klatschen.

● Sprechen Sie lautlos, so dass Ihr Sprössling Ihnen etwas von den Lippen ablesen und dabei genau auf Ihre Mundbewegungen achten muss.

● Benutzen Sie kräftige, leuchtende Farben wie Gelb und Rot zum Schreiben neuer Wörter. Lassen Sie Ihr Kind zum Beispiel jedes »A« orange, jedes »B« blau und jedes »O« grün schreiben. Heben Sie komplizierte Stellen in Wörtern (etwa »ss« oder »ß«, »i« oder »ie«) mit einer anderen Farbe hervor. Auch knallbuntes Papier für Aufzeichnungen weckt die Aufmerksamkeit.

● Lassen Sie Ihr Kind Buchstaben und Zahlen aus einer langen Kordel legen. Mehrere Kordeln ergeben ganze Wörter oder größere Zahlen und einfache Rechenaufgaben.

Gedankenbilder malen

Eine weitere Gedächtnisstütze sind Bilder. Wer sich trockene Fakten im Kopf in bunten Farben lebhaft ausmalt, kann sie sich viel leichter und besser merken. Üben Sie deshalb bildhaftes Denken mit Ihrem Kind.

Solange es klein ist, können Sie ihm beim Erzählen vieles möglichst plastisch und farbig ausschmücken. Fällt ein Stichwort, tauchen diese Bilder automatisch wieder auf.

Worte in Bilder kleiden

Größere Kinder können Sie spielerisch dazu anregen, sich selbst Assoziationsketten zu basteln. Schreiben Sie dazu Begriffe und Situationen auf Zettel. Einen davon darf Ihr Kind ziehen. Nun muss es versuchen, das, was auf dem Zettel steht, so lebendig zu beschreiben, dass die Mitspieler den Begriff erraten können. Oder Sie werfen sich gegenseitig Buchstaben und Wörter zu, und der andere muss möglichst schnell, aus dem Bauch heraus sagen, was ihm dazu einfällt – vielleicht so: Der Buchstabe »S« sieht aus wie … eine Schlange. Das Verkehrszeichen »Vorfahrtstraße« gleicht … einem Spiegelei. So lassen sich auch Namen in Bilder umsetzen, wie Herr Lindemann ist der Mann … unter der Linde. Oder Sie können ganze Bilderketten zusammenfügen (Seite 58).

Laufend lernen

Das Einmaleins pauken, ein Gedicht oder Vokabeln lernen – lassen Sie es Ihr Kind mal im Laufen versuchen. Malen Sie eine möglichst große liegende Acht mit Kreide auf die Terrasse, oder legen Sie sie mit einer Schnur auf den Teppich. Das ist die »Rennstrecke«. Los geht es erst einmal trocken, also ohne Lernstoff. Schließlich muss Ihr Sprössling den Parcours vorher kennen lernen. Nach ein paar Runden wird laut gelernt. Dabei soll Ihr Kind ein möglichst gleichmäßiges Gehtempo beibehalten und nicht stehen bleiben, wenn der Kopf ins Stocken gerät.

Bewegung kann beim Denken helfen

Gedächtnisstütze

Suchen Sie gemeinsam mit Ihrem Kind etwas, das es als Gedächtnisstütze benutzen mag. Es muss ja nicht immer der berühmte Knoten im Taschentuch sein! Vielleicht hat Ihr Sprössling ein kleines Kuscheltier oder einen besonders schönen Stein, der diese Aufgabe für ihn übernehmen soll. Wichtig: Die Gedächtnisstütze muss in die (Hosen-)Tasche passen, und sie muss gut zuhören können. Denn das, woran sie erinnern soll, muss ihr vorher laut und deutlich gesagt werden, am besten zwei- oder dreimal.

Innerer Fernseher

Wer bildhaftes Denken gewohnt ist, kann später mit etwas Übung ganze Bilderketten zusammenfügen. Lassen Sie Ihr Kind Schulstoff einmal so in Szene setzen: »Stell dir vor, du hast in deinem Kopf einen Fernsehapparat. In dem läuft gerade ein spannender Film über die Entwicklung von Fröschen. Welche Bilderfolge siehst du?« Ihr Kind kann dann den Stoff aus dem Bio-Unterricht als Filmszenen ablaufen lassen: 1. Szene »Froschlaich in einem Graben mit üppigen Pflanzen«; 2. Szene »Viele flinke Kaulquappen huschen durchs Wasser«; 3. Szene »Kaulquappen mit Armen und Beinen«; 4. Szene »Der Schwanz fällt ab«; 5. Szene »Ein kleiner Frosch sitzt auf einem Stein in der Sonne«.

Der Schulstoff als Fernsehfilm

Eselsbrücken bauen

»Trenne nie st, denn es tut den beiden weh.« Seit der neuen deutschen Rechtschreibung ist diese Eselsbrücke überflüssig geworden. Doch wer sie einmal gelernt hat, wird sie ebenso wenig wieder vergessen wie die zum Sieg Alexanders des Großen über den Perserkönig Darius III., 333 v. Chr. in Kleinasien: »Drei, drei, drei – bei Issos Keilerei«. Ermutigen Sie Ihr Kind deshalb, sich eine Eselsbrücken-Sammlung, vielleicht in einem kleinen Karteikasten, anzulegen. Dort kommen nicht nur bekannte Eselsbrücken hinein, sondern auch selbst kreierte, vielleicht sogar selbst gereimte. Das sind die wertvollsten überhaupt.

Einkaufsliste

Listen oder Wörterfolgen lassen sich besser merken, wenn sie miteinander in bildhafte Zusammenhänge gebracht werden. Stellen Sie Ihrem Kind als Übung dafür folgende Aufgabe: »Es ist kurz vor Ladenschluss. Du musst unbedingt noch einige Sachen für mich im Supermarkt einkaufen. Ich kann sie dir aber nicht aufschreiben, weil ich keinen Zettel habe. Du musst sie dir also merken. Ich brauche: Nudeln, Sahne, Geschirrspülmittel, Streichhölzer, Kopfsalat und die Fernsehzeitschrift. Denk dir eine Geschichte aus, in der alle Dinge vorkommen, damit du beim Einkaufen nichts vergisst.« Heraus kommt vielleicht die folgende Geschichte: Heute Abend zündet Mama mit einem Streichholz die Kerze auf dem Tisch an. Es gibt Nudeln mit Sahnesoße und Kopfsalat mit Tomaten. Nach dem Abwaschen mit etwas Geschirrspülmittel lesen wir zusammen die neue Fernsehzeitschrift.

Eine Geschichte als Merkliste

Coaching-Kniffe

● Eine prima Gedächtnisstütze im Alltag sind Rituale und Routine-abläufe. Wer jeden Morgen nach dem Frühstück die Zähne putzt, muss irgendwann nicht mehr daran erinnert werden. Wer immer nach den Hausaufgaben den Ranzen für den nächsten Tag packt, vergisst bestimmt weniger.

● Wollen Sie Ihrem Kind einen Auftrag geben, legen Sie ihm dabei die Hand auf den Arm oder die Schulter, oder tippen Sie es leicht an. Diese kleine Berührung trägt dazu bei, dass Ihr Sprössling seine Ohren auf »Aufnahme« statt auf »Durchzug« schaltet. Die Chance, dass Ihr Auftrag ankommt und auch erledigt wird, ist dadurch größer.

● Manchmal muss Ihr Kind sich einfach nur etwas sammeln. Dann fällt ihm wieder ein, was es unbedingt erledigen sollte. Hilfreich ist dabei der »Finger-Trick«: Lassen Sie Ihren Sprössling die Fingerspitzen seiner Hände aneinander legen. Kann er den Puls zwischen den einzelnen Fingerpaaren spüren? Pocht es in allen fünf Paaren regelmäßig, ist das Gehirn wach. Jetzt kann Ihr Kind seinen Kopf fragen: Woran wollte ich denken?

● Überkreuzbewegungen bringen das Gehirn auf Trab. Dann klappt's auch mit dem Lernen und Erinnern besser. Dazu stellt Ihr Kind sich hin und berührt immer abwechselnd mit einer Hand das gegenüberliegende Knie – so als würde es ruhig auf der Stelle gehen, etwa eine Minute lang. Das funktioniert auch im Sitzen am Schreibtisch. Aber Vorsicht: Fühlen Kinder sich unwohl dabei, sind sie damit vielleicht überfordert. Dann sollten sie diese Übung auf keinen Fall machen.

● Versehen Sie alle Sachen Ihres Kindes mit Namensschildern, am besten auch mit Ihrer Telefonnummer. So ist die Chance größer, dass Sie sie zurückbekommen. Denn garantiert wird immer mal wieder irgendwo etwas vergessen.

● Vertrauen ist gut, Kontrolle ist besser. Ranzen, Turnzeug, Jacken, Mützen, Handschuhe – überprüfen Sie die Sachen Ihres Kindes regelmäßig, aber unbedingt unbemerkt! Ihr Sprössling muss ja nicht gleich mitbekommen, dass Sie ihn »überwachen«. Fehlt etwas, können Sie dann schnell, aber unauffällig nachfragen und sich auf die Suche machen. Je früher der Verlust entdeckt wird, desto größer ist die Wahrscheinlichkeit, dass Ihr Kind sich daran erinnert, wo etwas liegen geblieben sein könnte.

3. Das eigene Leben in den Griff bekommen

Ihr Kind

- ist unordentlich,
- chaotisch,
- kann sich schlecht selbst organisieren,
- plant Arbeiten und Spiele nur mangelhaft oder gar nicht.

Das Hemd hängt dem Kind aus der Hose, die Haare sind ungekämmt, die Hefte verschmiert, das Zimmer ist zugemüllt, und im Rechenbuch hat Apfelsaft Flecken hinterlassen. Genauso ist es, werden Sie jetzt vielleicht zustimmen – leider.

Chaotische Wirkung auch nach außen ADS-Kinder hinterlassen bei ahnungslosen Zeitgenossen schnell den Eindruck, dass sich niemand so recht um sie kümmere. Doch in der Regel ist das keineswegs der Fall. Das Problem ist nur: Alle elterliche Fürsorge und ein Rundum-Versorgungsservice nützen hier wenig. Diese Kinder sind oft einfach nur chaotisch – auch wenn sie es selbst gar nicht sein wollen. Sie schaffen es nicht, vorausschauend zu planen, sich selbst vernünftig zu organisieren und zu managen. Da bleibt so manches Spiel in den Anfängen

stecken, und auch so manche (Haus-)Arbeit wird nie erledigt. Hier helfen nur klare Regeln (Seite 102 bis 108), feste Strukturen, eine strikte Disziplin und konsequente Kontrolle, um tägliche Pflichten zu schaffen und das Chaos in für alle erträglichen Grenzen zu halten.

Unterstützen können Sie die Bemühungen wieder durch praktische Übungen im Alltagsleben. Damit sammelt Ihr Kind viele zusätzliche Erfahrungen, es erlebt Erfolge, aber auch Misserfolge, und es erwirbt wertvolle Kompetenzen zur Lösung handfester Probleme. So lernt es, ganz eigene Strategien zu entwickeln, um so sein Leben in den Griff zu bekommen – in einer zu ihm passenden, ganz persönlichen Art und Weise. Gerade hier sind Sie als Eltern in besonderer Weise als Coach gefordert. Immer und immer wieder müssen Sie Hilfe zur Selbsthilfe geben. Denn schließlich sollen Sie nicht auf Dauer der »Manager« Ihres Kindes sein. *Lernen, sich selbst zu organisieren* Für Ihren Sprössling ist es viel besser, selbst aktiv zu werden und so über kurz oder lang zu lernen, sich ganz allein zu organisieren und zu »managen«.

Hausaufgaben ohne Stress

Fangen wir gleich mit einem der größten Probleme von ADS-Kindern an: den Hausaufgaben, ein absolut leidiges Thema für alle Beteiligten. Ständig gibt es Ärger, Frust und nicht selten Tränen. Meist sind Hausaufgaben der Stoff für immer neue Konflikte – oft vom ersten bis zum letzten Schultag. Ohne Stress läuft gar nichts, und alle sind genervt.

Den Teufelskreis durchbrechen

Dieser Dauerzoff belastet aber nicht nur die Atmosphäre in der Familie, sondern nimmt den Kindern auch jegliche Lust auf Schule und Lernen.

Doch das muss nicht sein! Mit gezielter Hilfestellung können Sie als Eltern viel dazu beitragen, dass Ihr Kind seine Hausaufgaben besser bewältigt, motivierter ist und mehr Spaß an der Schule und am Lernen bekommt.

Gute Bedingungen schaffen

▶ Setzen Sie von Anfang an eine Zeit für die Hausaufgaben fest. In den allerersten Tagen dürfen Sie noch etwas experimentieren, um herauszufinden, wann Ihr Kind am besten arbeiten kann: gleich, wenn es nach Hause kommt, nach dem Mittagessen, nach einer kurzen Pause, spätnachmittags? Aber dann sollte die »Arbeitszeit« wirklich feststehen. Sonst öffnen Sie der »Aufschieberitis« sofort Tür und Tor.

▶ Richten Sie Ihrem ABC-Schützen auch gleich einen festen Arbeitsplatz ein. Sicher, die erste Zeit wird er seine Hausaufgaben garantiert in Ihrer Nähe, wahrscheinlich am beliebten Küchentisch, erledigen. Doch mit der Zeit sollte er besser an seinen eigenen Schreibtisch umziehen.

Arbeiten am eigenen Schreibtisch

▶ Schalten Sie möglichst alle Störquellen aus. Radio, Fernseher, lärmende Geschwister, Dauertelefonate – das alles lenkt nur unnötig ab.

Ordnung halten

▶ Erklären Sie den Arbeitsplatz Ihres Kindes zur »spielzeug- und müllfreien Zone«. Basteln Sie notfalls gemeinsam ein rotes Verbotsschild, das Sie dort zur Erinnerung aufhängen.

▶ Sorgen Sie dafür, dass der Arbeitsplatz Ihres Sohnes oder Ihrer Tochter jeden Tag, am besten sofort nach den Hausaufgaben, auf- und freigeräumt wird – und in naher Umgebung keine Ablenkung lockt.

▶ Auch der Schulranzen sollte täglich gleich nach den Hausaufgaben gepackt und für den nächsten Tag startklar gemacht werden. Das vermeidet morgendliche Suchaktionen.

▶ Einmal in der Woche ist Ausmisten angesagt. Also wirklich alles aus dem Schulranzen räumen, sortieren, lose Blätter abheften und den Ranzen neu einräumen.

▶ Ihr Kind sollte von Anfang an ein farbiges Ordnungssystem benutzen. Kaufen Sie ihm, auch wenn die Schule es nicht ausdrücklich verlangt, für jedes Fach eine Mappe in einer speziellen Farbe, etwa blau für Rechnen/ Mathe, rot für Schreiben/ Deutsch, gelb für Sachkunde. Zu Hause gibt's dann Ordner in den gleichen Farben. Darin kann Ihr Kind ältere bearbeitete Blätter ablegen, damit die Schulmappen nicht überquellen. Stehsammler und Sammelboxen in diesen Farben bieten Platz für weitere Materialien zum jeweiligen Fach.

Wichtig: die Konzentration beim Hausaufgabenmachen.

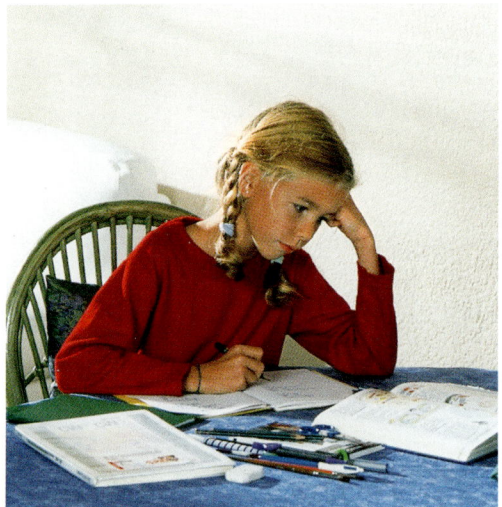

Strukturiert arbeiten

▶ Zeigen Sie Ihrem Kind, wie es umfangreiche Arbeiten in kleine Portionen unterteilen kann. Wer nur den riesigen Berg von Aufgaben vor sich sieht, gibt schnell auf. In kleinen Etappen kommt man besser ans Ziel.

▶ Teilen Sie auch das Pensum, das für eine Klassenarbeit gelernt werden muss, in kleine Häppchen ein. Wer über mehrere Tage verteilt jeweils ein bisschen lernt, hat garantiert bessere Karten als derjenige, der am Vorabend den ganzen Stoff auf einmal büffelt.

▶ Ältere Schüler sollten Sie in die Geheimnisse eines Termin- und Wochenplaners einführen. So können sie sich mit der Zeit (kontrollieren Sie ruhig ab und zu nochmal!) ihr Arbeitspensum selbst einteilen, etwa für Referate, Projekt- oder Klassenarbeiten. Wer mag, kann hier auch wieder seine »Fachfarben« für die Eintragungen verwenden. So ist alles auf einen Blick leicht zu erfassen. Wichtig: Auf jeden Fall immer alles genau mit Termin und Umfang der Arbeit aufschreiben – und das abhaken, was erledigt ist.

▶ Besorgen Sie auch mehrere Karteikästen und viele Karteikarten. So können Sie gemeinsam mit Ihrem Kind eigene Lernkarteien aufbauen. Egal ob erste Wörter in der Grundschule,

Lernen, vorausschauend zu planen

das Einmaleins, Vokabeln, Geschichtszahlen oder Formeln – das Prinzip ist immer das gleiche und funktioniert für alles, was Ihr Kind auswendig lernen muss. Es schreibt jeweils ein Wort oder eine Formel auf eine Karteikarte. Die wandert dann ins erste Fach des Kastens unter die Rubrik »Jetzt lernen«. Beherrscht Ihr Kind den Stoff, kommt die Karte ein Fach weiter und wird am nächsten Tag wiederholt. Sitzt der Stoff, wird er in größeren Abständen überprüft: nach einer Woche, nach einem Monat, nach drei Monaten. Das Geheimnis des Karteikastens heißt also immer wiederholen.

▶ Neben dem Wiederholen ist das laut Lesen ebenfalls sehr wichtig – und anschließend das Gelesene noch einmal in eigenen Worten erzählen: sich selbst, Mama und Papa oder auch dem Hamster. Bei längeren Texten in höheren Klassen gehören zum Lesen unbedingt ordentliche Notizen. Außerdem – am besten mit Leuchtstiften – wichtige Textstellen unterstreichen.

Manchmal hilft der PC ▶ Machen Sie ältere Kinder mit dem PC vertraut. Vielleicht können sie schriftliche Arbeiten wie Aufsätze und Referate dann probeweise mal am Computer erledigen. Manchen Kindern fällt es so leichter, ihre Gedanken zu Papier zu bringen.

Motivation ist alles

▶ Lassen Sie Ihr Kind mit den Aufgaben beginnen, die ihm am leichtesten fallen. Ist die erste Hürde geschafft, spornt das zu mehr und Schwierigerem an.
▶ Achten Sie darauf, dass wirklich eine Aufgabe nach der anderen erledigt wird. Ständiges Hin- und Herspringen kostet unnötig viel Energie. Und wer nichts richtig fertig macht, hat permanent Altlasten im Kopf – das fördert nicht gerade die Motivation!
▶ Sorgen Sie für Pausen zwischendurch: Etwas Bewegung, kurz das Fenster öffnen, vielleicht ein wenig Studentenfutter als Powersnack für die grauen Zellen – und schon kann's mit neuem Schwung weitergehen. Aber passen Sie auf, dass die Pausen nicht ausufern. Stellen Sie notfalls einen Küchenwecker!
▶ Winken Sie mit Belohnungen: »Wenn du fertig bist, können wir ins Schwimmbad gehen.« Solche Anreize ziehen fast immer.
▶ Schaffen Sie auch mit dem Bonussystem (Seite 107) Anreize.
▶ Gehen Sie mit Lob verschwenderisch um (Seite 119). Nicht nur tatsächliche Erfolge in Sternchen und Noten sind es wert, anerkannt zu werden. Würdigen Sie auch die Tatsache, dass Ihr Kind sich bemüht hat. Jeder kleine Fortschritt zählt!

Kurze Pausen für mehr Power

WICHTIG

Kontakt zur Schule halten

Halten Sie stets guten Kontakt zur Schule und zu den Lehrern Ihres Kindes. Erkennen Sie an, dass sie einen guten Job machen, und zeigen Sie Verständnis, wenn Probleme auftauchen. Abfällige Äußerungen und gegenseitige Schuldzuweisungen bringen Sie nicht weiter – und Ihr Kind schon gar nicht. Wenn Sie sich um ein offenes und vertrauensvolles Verhältnis bemühen, können Sie auch eher um Verständnis für Ihren Sprössling werben.

Bitten Sie die Lehrer

● Ihrem Kind einen Platz möglichst weit vorn an der Tafel und in ihrer Nähe zu geben;

● den Sitzplatz nicht ständig zu ändern, um Unsicherheit und Verwirrung zu vermeiden;

● Träumer durch eine Hand auf der Schulter oder leichtes Antippen wieder in den Klassenraum und zum Unterrichtsstoff zurückzuholen;

● Anweisungen durch einen festen Blick in die Augen mehr Gewicht zu geben;

● eindeutige, klare, knappe Regeln aufzustellen sowie Kontrollen und Konsequenzen bei Nichtbeachten festzulegen;

● Hausaufgaben und Termine, etwa für Klassenarbeiten, sowie Absprachen aufschreiben zu lassen oder darauf zu achten, dass Ihr Kind sie notiert hat;

● Unruhegeister durch »laufende« Sonderaufgaben wie Tafel wischen, Material holen oder »wichtige« Botschaften überbringen zwischendurch in Bewegung zu setzen statt ständig zu ermahnen;

● nicht so sehr auf »Schönschrift« und Heftführung zu achten, sondern auf den Inhalt;

● bei älteren Schülern auch schriftliche Arbeiten zuzulassen, die auf dem Computer geschrieben sind (Seite 63);

● auch mal Bemühungen zu loben und nicht nur tolle Ergebnisse;

● störendes Verhalten nicht zu dramatisieren, sondern konsequent zu handeln, etwa den Störenfried in eine kurze Auszeit zu schicken;

● Sie als Eltern bei Problemen frühzeitig einzuschalten, um gemeinsam Lösungen zu finden.

Aufräumen mit System

Ein Riesenproblem von ADS-Kindern ist das Chaos, in dem sie leben. Doch auch wenn es sie selbst oft stört, weil viel zu viel darin untergeht – sie bekommen es meist nicht in den Griff. Da hilft nur eines: aufräumen mit System. Gehen Sie gemeinsam mit Ihrem Kind ans Werk – am besten schon von klein auf. Dann schleifen sich Arbeitsabläufe irgendwann hoffentlich so ein, dass Ihr Sprössling es auch ohne Ihre Unterstützung schafft.

Feste Aufräumregeln und -zeiten

▶ Legen Sie schon bei kleinen Kindern eine tägliche Aufräumzeit fest, etwa jeden Abend vor dem Essen. Und behalten Sie dies über die Jahre hinweg konsequent bei.

▶ Bestimmen Sie einen Tag in der Woche, an dem immer gründlich aufgeräumt und sauber gemacht wird. Darauf kann und muss Ihr Kind sich einstellen. Und wer gerade dann eine wichtige Verabredung hat, muss vorher alles erledigt haben.

▶ Gestalten Sie das Kinderzimmer so, dass es sich leicht aufräumen lässt. Hilfreich sind Regale mit großen, bunten Kisten, am besten mit Bildern zum Inhalt beklebt. Dort kommt jeweils alles hinein, was zusammengehört. Zum Beispiel in die rote Kiste alle Bausteine, in die grüne alle Autos, in die gelbe Papier, Bastelkarton, ausgeschnittene Bilder und in die große Blechdose alle Bunt- und Wachsmalstifte.

▶ Stellen Sie klare Ordnungsregeln für Ihre Wohnung auf, etwa: »Gegessen wird nur in der Küche.«; »Wer etwas benutzt, stellt es an seinen Platz zurück.«; »Wer Spielzeug ins Wohnzimmer bringt, räumt es nach dem Spielen wieder weg.«

▶ Kündigen Sie eindeutige Konsequenzen an, falls Ihr Kind nicht aufräumt. Und führen Sie sie auch wirklich durch. Geben Sie eine angemessene Verlängerung. Danach »frisst« notfalls der Staubsauger die Bausteine oder der Müllsack die CDs. Solche Aktionen müssen Sie garantiert nicht oft machen.

Bleiben Sie konsequent, wenn's ums Aufräumen geht.

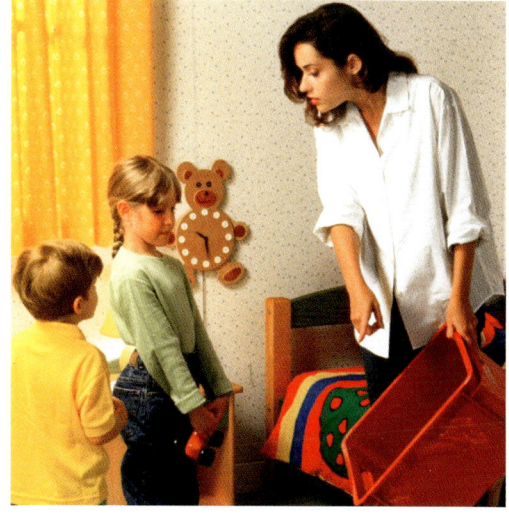

▶ Schenken Sie Ihrem Kind eine »Wunderkiste«. Das kann eine schöne Sammelbox sein. Oder Sie bemalen und bekleben gemeinsam einen großen Karton. Hier hinein kommen all die wunderbaren winzigen Teile, die aus Überraschungseiern und Geburtstagstüten auftauchen und überall im Kinderzimmer herumfliegen. Herrscht einmal ganz große Langeweile, können Kinder prima einen ganzen Nachmittag lang in so einer Kiste wühlen. Bedingung: Abends wird alles wieder eingeräumt.

Höhlen bauen

Ein toller Spaß für verregnete Nachmittage oder Wochenenden: Auch wenn dieses Projekt nicht so aufwändig ist wie das »Häuslebauen« (Seite 67) – ein solches Bauwerk erfordert ebenfalls genaue Planung und sorgfältige Konstruktion. Tragen Sie einfach möglichst viele Kissen, Decken, Schaumstoffteile und Felle auf einem Haufen zusammen. Dann ist Ihr Kind dran. Wenn es Stühle, Hocker oder eine Klappleiter mit verbauen möchte, muss es sich diese Zusatzmaterialien selbst beschaffen. Überlassen Sie es seiner Fantasie, wie es als Höhlenmensch wohnen möchte. Vielleicht werden Sie ja zur Besichtigung eingeladen.

Kuscheln in der eigenen Höhle

Meisterköche

Ein weiteres wunderbares Experimentierfeld, um praktische Alltagserfahrungen zu sammeln, ist die Küche. Arbeiten Sie anfangs mit Ihrem Kind gemeinsam. Ganz wichtig: Erklären Sie dabei immer genau Schritt für Schritt, was Sie machen wollen und wie Sie dabei vorgehen. Also: Heute will ich einen Kuchen backen. Zuerst wiege ich die Zutaten ab – Butter, Zucker, Mehl … Nach und nach können Sie Ihr Kind mehr einbeziehen. Fragen Sie, was als Nächstes zu tun ist, und lassen Sie es immer mehr Aufgaben selbstständig ausführen: Mehl abwiegen, Teig kneten, die Backform fetten. Irgendwann kann es die Regie übernehmen,

Kochen macht Kindern Spaß und fördert viele Fertigkeiten.

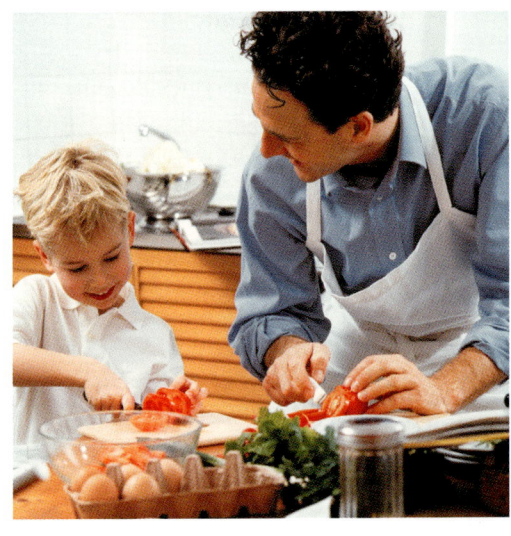

und Sie schlüpfen in die Rolle des Küchengehilfen.

Größere Kinder können so lernen, erste eigene Lieblingsgerichte zu kochen: Nudeln mit Soße, Salate, Wokgerichte. Sparen Sie nicht mit Lob, wenn Sie das erste Mal zum Essen eingeladen oder mit einem Sonntagsfrühstück überrascht werden. Übersehen Sie auch großzügig, wenn Ihre Küche dabei mehr Spuren davonträgt. Doch bestehen Sie darauf, dass Ihr Kind hinterher mit aufräumt und sauber macht. Auch das gehört zum Kochen dazu.

In die Geheimnisse der Küche einführen

Häuslebauer

Schaffe, schaffe, Häusle bauen – das ist für Kinder immer eine tolle Sache. Schließlich steht am Ende das eigene Dach über dem Kopf und damit eine Erwachsenen-freie Zone – und eine gute Schulung in Sachen Planung und Organisation ist es allemal. Bieten Sie Ihrem Sprössling für dieses Projekt je nach Alter und familiären Möglichkeiten verschiedene Materialien an. Sogar in der Wohnung lässt sich beispielsweise ein Papphaus aufstellen. Dazu können kleine Bauherren aus einem großen Karton, etwa von einer Waschmaschine, Löcher für Tür und Fenster herausschneiden und aus anderen großen Pappteilen ein spitzes Dach daraufsetzen.

Farbe für die Fassaden und Innenwände, Stoffstücke als Gardine und ein Teppichrest für den Fußboden geben dem Eigenheim den letzten Schliff.

Wer einen Garten hat, kann seinem Sprössling dort einen Bauplatz anbieten. Als Baumaterial können Sie Bretter, Holzbalken, Stricke, Steine, Segeltuch und Planen zur Verfügung stellen. Lassen Sie größere Kinder ruhig allein planen und konstruieren – auch wenn sie sich vielleicht mal mit dem Hammer auf den Daumen schlagen. Und stehen Sie höchstens als »Berater« bei Baubesprechungen zur Verfügung. Was glauben Sie, wie stolz die Kinder auf ihr erstes selbst gebautes Haus sein werden!

Die eigenen vier Wände bauen

Gläserne Tonleiter

Jedes Glas klingt anders, wenn man es mit einem Löffel vorsichtig anschlägt – je nachdem, wie viel Wasser es enthält. Machen Sie mit Ihrem Kind einige Klangproben. Dann geben Sie ihm folgende Aufgabe: »Bau mir mit sechs Wassergläsern eine Tonleiter, auf der du ›Alle meine Entchen‹ spielen kannst.« Singen Sie das Lied vielleicht gemeinsam, dann ist das Experimentieren einfacher. Später können Sie gemeinsam auch schwierigere Lieder versuchen.

Einkaufstour

Schicken Sie Ihren Sprössling auf Einkaufstour – zumindest spielerisch im Kopf. Sagen Sie ihm, was Sie alles brauchen, zum Beispiel eine Kiste Wasser aus dem Getränkemarkt, Brot und Brötchen vom Bäcker, Milch, Käse und Eier aus dem Supermarkt und Hustensaft aus der Apotheke. Nun soll Ihr Kind überlegen, wie es diese Aufträge am besten erfüllen kann: Welchen Weg wähle ich? Welche Geschäfte liegen dicht beieinander? In welcher Reihenfolge kaufe ich ein? Wie transportiere ich alles am besten?

Den Einkauf gut planen

Koffer packen

Wenn einer eine Reise macht – dann braucht er erst mal sein Gepäck: einen Regenschirm, Hosen, Pullis, Kuscheltier, Turnschuhe, Socken, zwei Badetücher, ein Buch und was immer Ihrem Kind sonst noch einfällt, Hauptsache alles passt in eine Reisetasche. Da muss der kleine Urlauber sich gut überlegen, wie er die Sachen am besten verstaut. Falls noch Platz sein sollte, kann er mehr mitnehmen. Was benötigt er am dringendsten? Auf was kann er notfalls verzichten? Ein tolles Planspiel für die Ferien.

Übung für die nächste Urlaubsreise

Coaching-Kniffe

● Üben Sie mit Ihrem Kind von klein auf alltägliche Routineabläufe ein, die immer gleich sind. Ob das morgendliche Anziehen oder das abendliche Waschen und Zähneputzen – was durch ständiges Wiederholen schon fast in Fleisch und Blut übergegangen ist, läuft selbstverständlicher und seltener schief.

● Lassen Sie Ihren Sprössling in Haus und Garten alles mitmachen, wozu er Lust hat – auch wenn's für Sie anstrengend ist und mehr Zeit kostet. Kinder lernen viel, indem sie den Großen auf die Finger schauen und sie einfach nachahmen.

● Kommentieren Sie, wenn Ihr Kind dabei ist, alles, was Sie gerade tun. So erfährt es, welche Überlegungen Sie anstellen, wie Sie etwas planen und wie Sie schrittweise vorgehen. Beim nächsten Mal können Sie dann gezielt Ihr Kind fragen: Was machst du zuerst? Was kommt dann? Ist das gut so? Gibt es eine bessere Möglichkeit? So lernen auch ADS-Kinder mit der Zeit, Selbstgespräche zu führen – was für die Planung von Arbeiten unabdingbar ist.

4. Richtig entspannen

Ihr Kind

- ist unruhig und zappelig,
- steht ständig unter Strom,
- ist angespannt und nervös,
- reagiert oft überdreht.

Können Sie sich selbst gut entspannen? Gelingt es Ihnen, Stress und Anspannung auch im hektischen Alltag immer mal wieder abzuschütteln und neue Kraft zu tanken? Wenn ja, dann ist das fantastisch! Das schafft nicht jeder. Erst recht nicht, wenn er ein ADS-Kind zu Hause hat. Vor allem hyperaktive Kinder stehen ständig unter Hochspannung und sorgen so in der Familie leicht für explosive Stimmung. Denn bei vielen von ihnen ist durch eine gestörte Wahrnehmung ihres eigenen Körpers die Grundspannung in den Muskeln zu hoch. Dieser hohe »Muskeltonus« (»muskuläre Hypertonie«) führt dazu, dass sie nicht nur enorm angespannt, sondern schon fast verkrampft sind. Folgerichtig sucht sich diese Spannung irgendwann ein Ventil, um sich zu entladen. Und dann kracht's meist heftig!

Angespannte Muskeln lockern

Doch auch viele kleine Träumer leiden – selbst wenn man es ihnen auf den ersten Blick nicht ansieht – unter Anspannung. Ihr Muskeltonus ist nämlich in der Regel viel zu niedrig (»muskuläre Hypotonie«). Und um nicht total »schlaff« herumzuhängen, spannen sie ihren Körper besonders häufig an, was auf Dauer ebenfalls nicht gut fürs eigene Wohlbefinden ist.

Also ob Hyperaktiver oder Träumer: Entspannung brauchen alle ADS-Kinder dringend – und ihre Eltern auch!

Führen Sie deshalb Ihren Sprössling (und sich selbst) mit kleinen Übungen behutsam an dieses Thema heran. Merkt er erst, wie angenehm dieser andere, für ihn völlig neue Zustand ist, wagt er sich mit Ihnen gemeinsam vielleicht gern weiter vor. Entspannung auf Kommando geht zwar nicht. Und die Übungen werden garantiert nicht von einem Tag auf den anderen gelingen. Aber geben Sie nicht vorschnell auf. Jeder kleine Schritt ist ein Fortschritt, von dem Ihr Kind profitiert – und Sie letztendlich auch. Versuchen Sie dazu die Übungen auf den folgenden Seiten.

Entspannen will gelernt sein

Atempause

Genau richtig für Entspannungs-Einsteiger: Die Übung können Sie immer, wenn es hektisch wird, gut gemeinsam mit Ihrem Kind machen. Setzen Sie sich einen Augenblick bequem hin, **Richtiges** schließen Sie die Augen, und at-**Atmen** men Sie ganz ruhig und tief **entspannt** durch die Nase ein und langsam durch den Mund wieder aus. Wer mag, kann dabei seine Hände auf den Bauch legen und spüren, wie sich die Bauchdecke hebt und senkt. Mindestens dreimal wiederholen. Wichtig ist, dass Sie Ihren Atem einfach kommen und gehen, ihn sanft fließen lassen. Eine solche kleine Verschnaufpause wirkt oft wahre Wunder.

Fallenlassen

Und noch eine ganz einfache Übung am Anfang: Ihr Kind stellt sich gerade hin, streckt die Arme hoch und reckt sich ordentlich. Dabei tief einatmen. Nun langsam ausatmen, Arme und Oberkörper nach unten fallen und kurz locker hängen lassen. Mit dem nächsten Einatmen die Arme wieder nach oben strecken. Wer mag, kann auf Zehenspitzen gehen. Das verstärkt die Bewegung. Ein paar Mal wiederholen – und Stress fällt ganz einfach ab.

Anspannung abschütteln

Durch Bewegung entspannen – das fällt hyperaktiven Kindern leichter als Stillsitzen. Probieren Sie es mal mit dieser kleinen »Schüttelmeditation«:

▶ Ihr Kind stellt sich bequem hin, die Beine leicht gegrätscht. Nun den ganzen Körper mit weichen Knien fünf Minuten gut durchschütteln. Am meisten Spaß macht das mit Musik.

▶ Fünf Minuten bewegen, nun mit ruhigerer Musik. Dazu die Bewegungen langsam und fließend kommen lassen.

▶ Fünf Minuten ruhen. Dazu bequem auf den Boden setzen, am besten im Schneidersitz. Die Augen schließen, die Hände auf die Knie, die Handflächen nach oben, Daumen und Zeigefinger zusammen. Dabei wird nur noch leise Musik gehört und tief ein- und ausgeatmet. Am besten stellt Ihr Kind sich vor, wie sein Atem als goldenes Licht durch seinen ganzen Körper wandert.

▶ Fünf Minuten Stille, keine Musik mehr. Ihr Kind kann sich jetzt bequem hinlegen oder, was ihm vielleicht lieber ist, langsam umhergehen und dabei bewusst in die Stille hineinhorchen und sie genießen. Am Ende ein paar Mal tief durchatmen, Arme und Beine lockern und wieder im Hier und Jetzt ankommen.

Jede Einheit kann zwischen 2 und 15 Minuten dauern

Eine »Ruhezone« schaffen

Wenn permanent das Leben um einen herum tobt, fällt es jedem schwer, zur Ruhe zu kommen und sich zu entspannen – nicht nur ADS-Kindern. Ohne die Möglichkeit, sich mal aus dem Familiengetümmel zurückzuziehen, geht es nicht. Gestalten Sie deshalb für Ihren Sprössling eine »Ruhezone«, in die er sich zurückziehen kann. Am besten natürlich in seinem eigenen Zimmer, so dass er die Tür hinter sich zumachen kann. Ein gemeinsam gebasteltes »Bitte-nicht-stören«-Schild hält zusätzlich unerwünschte Eindringlinge ab.

Teilt Ihr Kind sich mit Bruder oder Schwester ein Zimmer, können Sie vielleicht jedem einen kleinen »stillen« Bereich abtrennen, etwa in der »Höhle« unter seinem Hochbett. Vorhänge sorgen dann dafür, dass sich die Kinder unbeobachtet fühlen können. Ist auch das nicht möglich, überlegen Sie einmal, wo Sie in Ihrer Wohnung eine ruhige Ecke einrichten können, die alle Familienmitglieder mal nutzen können. Wichtig ist, dass diese »Ruhezone« tatsächlich zum Entspannen und Wohlfühlen einlädt. Das Geheimnis dabei ist, eine sinnliche und stimmungsvolle Wohlfühl-Atmosphäre zu schaffen, in der sich Anspannung einfach auflöst.

Packen Sie dafür weiche Kissen, Decken, zarte Vorhänge, ein Lammfell und Stoffe unterschiedlichster Art, von sanftem Samt bis rauem Leinen, in die Kuschelecke. Eine tolle Ergänzung sind Tastsäckchen. Nähen Sie dazu Stoffbeutel in verschiedenen Größen, und füllen Sie sie mit unterschiedlichen Materialien wie Sand, Reis, Kastanien, getrockneten Bohnen, Watte und Kieselsteinchen. Kleine Säcke können Kinder gut in der Hand kneten. Auf größere können sie sich draufsetzen und -legen. Vielleicht sammeln Sie mit Ihrem Sprössling auch ein paar besonders schöne Steine, die sich in der Hand angenehm anfühlen. Oder bringen Sie aus dem Urlaub Muscheln mit, die wunderbar rauschen und vom Meer erzählen, wenn man sie ans Ohr hält. Auch große Glasmurmeln oder Kugeln aus Halbedelsteinen eignen sich als beruhigende »Handschmeichler« und machen sich gut in der »Ruhezone«. Sanftes Licht und eine Schale mit Wasser und ein paar Tropfen Aromaöl verbreiten Wohlbefinden. Wenn dann noch leise meditative Musik ertönt, taucht Ihr Kind in fantastische Welten ab, in denen es sich wunderbar entspannen und erholen kann.

Innehalten

Eine wunderbare Entspannung ist diese kleine kinesiologische Übung. ADS-Kinder können sie überall kurz zwischendurch machen und sich so selbst in hektischen Situationen ganz leicht abbremsen. Ertasten Sie gemeinsam mit ihm die Stirnbeinhöcker Ihres Kindes. Die kleinen Erhebungen befinden sich über der Augenmitte zwischen Augenbraue und Haaransatz. Wenn Sie diese Punkte gefunden haben, legt Ihr Sprössling seine Finger darauf, schließt seine Augen und macht zehn ganz ruhige und tiefe Atemzüge. Stress und Anspannung können sich so lösen. Ein gutes Zeichen: das gleichzeitige Pulsieren in beiden Punkten.

Die Muskeln im Gesicht und am ganzen Körper erst anspannen, dann lösen.

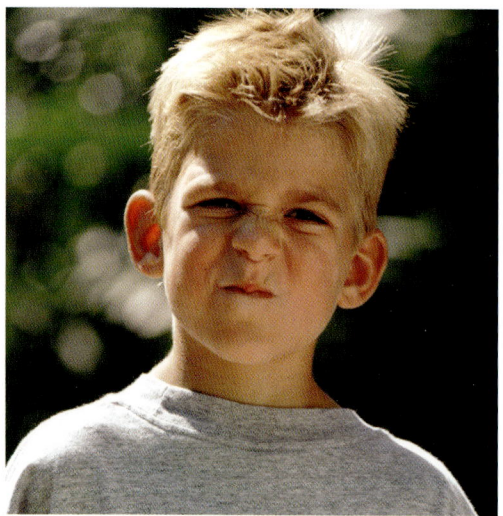

Progressive Muskelentspannung

Hinlegen und sich selbst »Ich bin ganz ruhig« vorzusagen – das ist nicht jedermanns Sache. Gerade ADS-Kinder haben oft enorme Schwierigkeiten mit dem Autogenen Training. Ihre bevorzugte Entspannungstechnik ist eher die Progressive Muskelrelaxation nach Jacobson. Physiologisch gesehen funktioniert diese Methode ganz einfach: Sie nutzt die Erkenntnis, dass sich verkrampfte Muskeln besser entspannen, wenn man sie vorher noch einmal so richtig anspannt.

Am meisten profitieren Kinder übrigens davon, wie Studien gezeigt haben, wenn sie zusammen mit ihren Vätern (!) üben. Hier heißt es also: Papas ans Werk! Etwas Entspannung kann Ihnen nach anstrengenden Arbeitstagen sicher auch nicht schaden. Wenn Sie Lust und Gelegenheit haben, besuchen Sie doch einfach gemeinsam mit Ihrem Kind einen Kurs in Progressiver Muskelentspannung. Anschließend können Sie zu Hause weiter üben. Ist das nicht möglich, hilft Ihnen am Anfang vielleicht eine Übungskassette oder -CD (die gibt es im Buchladen) – und natürlich unsere Vorschläge zum Ausprobieren auf der folgenden Seite.

Gemeinsam mit dem Vater entspannen

Gewichtheben

Am besten setzt Ihr Kind sich ganz bequem und möglichst gerade auf einen Stuhl oder Hocker. Die Füße stehen fest auf dem Boden, die Beine sind leicht gespreizt. Nun einatmen und die Hände zur Faust ballen. Beim nächsten Einatmen die Fäuste bis zu den Schultern hochheben – als ob ein Gewicht gestemmt würde. Dabei alle Muskeln an Armen und Händen anspannen. Ruhig weiteratmen und langsam bis fünf zählen. Dann mit einem tiefen Ausatmen die Spannung wieder lösen. Wer mag, kann die Luft dabei kräftig und laut ausstoßen. Nun entspannt sitzen und langsam bis 30 zählen. Danach die Übung noch ein- oder zweimal wiederholen.

Kopf einziehen

Ihr Kind setzt sich wieder gerade und bequem auf einen Stuhl. Dann zieht es mit dem Einatmen den Kopf ein. Die Schultern wandern dabei zu den Ohren, und die ganze Hals- und Nackenmuskulatur spannt sich an. Die Arme hängen aber möglichst locker an der Seite. Ruhig atmen und dabei wieder bis fünf zählen. Dann mit dem Ausatmen loslassen und entspannen. Bis 30 zählen und ein- bis zweimal wiederholen.

Grimassen schneiden

Ihr Kind sitzt wieder bequem auf seinem Stuhl. Mit dem Einatmen spannt es alle seine Gesichtsmuskeln zu einer schrecklichen Grimasse an: Augenbrauen nach oben ziehen, Augenlider zusammenkneifen, Zähne zusammenbeißen, Lippen spitzen und die Nase hochziehen. Wieder weiteratmen und bis fünf zählen. Dann tief ausatmen, die Spannung herauslassen und das Gesicht wieder glätten. Entspannt bis 30 zählen und die Übung ein- oder zweimal wiederholen.

Kinderleichte Yoga-Übungen

Yoga – das ist nicht nur, so die Übersetzung, das »Zur-Ruhe-Kommen des Denkens«. Es ist eine wunderbare Rundum-Entspannung für Körper, Geist und Seele. Doch keine Angst: Wer beim Gedanken an diese uralte indische Übungsmethode nur heftige Verrenkungen vor Augen hat, irrt gewaltig. Es gibt eine ganze Reihe sehr einfacher, aber äußerst wirkungsvoller Körperhaltungen, die bereits Kinder problemlos umsetzen können. Und das meistens mit sehr viel Spaß und nachhaltigem Erfolg. Die folgenden Übungen etwa können Sie einfach zu Hause machen.

Yoga: nicht nur für Erwachsene

Die Katze

Katzen kennen keine Verspannungen. Das ist kein Wunder, denn sie recken und strecken sich vom Kopf bis zur Schwanzspitze und räkeln sich wohlig in der Sonne. Lassen Sie Ihr Kind es den Stubentigern gleichtun: Zuerst in den Vierfüßlerstand gehen, also auf die Knie und die Hände. Dabei Knie und Arme etwa schulterbreit auseinandernehmen, die Hände zeigen nach vorn. Nun den Kopf nach vorn unten strecken – als ob die Katze Milch schlecken wollte. Knie und Hände bleiben dabei immer an ihrem Platz. Der Rücken ist ganz gerade und lang – nicht ins Hohlkreuz gehen!

Dann geht der Kopf wieder zurück, und der Rücken rundet sich zu einem Katzenbuckel. Kopf etwas einziehen, so wird der Rücken noch runder. Nach einem kleinen Augenblick sinkt der Rücken wieder, und der Kopf geht erneut nach vorn zur »Milch«. Mit der Zeit wird eine fließende Bewegung daraus, die Ihr Sprössling sogar mit dem Atem verbinden kann. Geht's nach vorn, wird eingeatmet, beim Buckeln ausgeatmet. Anschließend ein- und ausatmen, dabei den Buckel halten. Beim nächsten Einatmen wieder nach vorn gehen.

Sich geschmeidig wie eine Katze bewegen

Die Brücke

Ihr Kind legt sich lang ausgestreckt mit dem Rücken auf den Boden, die Arme liegen neben dem Körper, die Handflächen zeigen nach unten. Nun die Knie beugen und die Füße aufstellen, etwa hüftbreit auseinander. Dabei hebt der Po sich nach oben. Die Brücke steht. Langsam und tief ein- und ausatmen. Mal sehen, wie lange die Brücke stabil bleibt. Bevor sie allerdings zusammenzubrechen droht, sollte Ihr Sprössling lieber den Rücken vorsichtig wieder am Boden ablegen, am besten Wirbel für Wirbel abrollen. Anschließend kurz entspannen – vielleicht klappt dann ein neuer Brückenbau.

Den eigenen Körper zur »Brücke« formen

Das schlafende Kind

Die perfekte Entspannungshaltung speziell auch für ADS-Kinder: Yoga mudra. Dazu kniet Ihr Sohn oder Ihre Tochter sich hin und setzt sich dann so zurück, dass der Po auf den Fersen ruht (Fersensitz). Nun den Oberkörper nach vorn beugen, bis die Stirn den Boden berührt. Die Arme neben dem Körper nach hinten legen, die Handflächen sind nach außen gerichtet. Tief ein- und ausatmen und diese Position einfach entspannt genießen: je länger, desto besser.

Der Baum

Eine gute Übung, um ins Gleichgewicht zu kommen – innerlich
wie äußerlich. Wichtig ist, dass
Ihr Kind ganz langsam seine eigene Balance findet. Helfen Sie ihm
dabei. Am besten stellt es sich zuerst ganz gerade hin, die Füße
dicht nebeneinander und so fest
am Boden, als hätten sie Wurzeln
in die Erde geschlagen.
Nun die Arme über den Kopf heben und die Handflächen aneinander legen. Je weiter die Arme
nach oben gehen, desto höher in
den Himmel wächst der »Baum«.

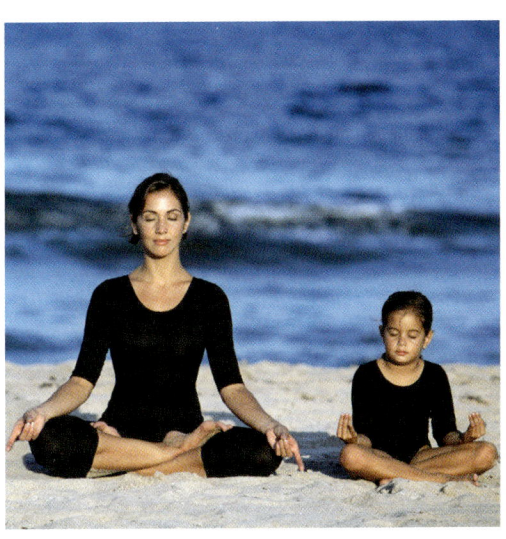

Langsam und tief atmen. Wer so
problemlos »festgewachsen« ist,
kann es wagen, sich auf ein Bein
zu stellen. Zuerst das Gewicht auf
dieses Bein verlagern, dann das
andere in die Luft heben und den
Fuß an der Wade des Standbeins
ruhen lassen. Arme wieder über
den Kopf heben und den Blick
am besten auf einen festen Punkt
in der Umgebung richten.
Schwankt der »Baum« im Wind?
Wie lange kann er sich halten,
ohne umzufallen?

**Ins Gleich-
gewicht
kommen**

Fantasiereisen

Hat sich Ihr Kind durch Bewegung erst einmal von Stress und
Anspannung befreit, gelingt es
ihm besser, wirklich zur Ruhe zu
kommen, zu Stille und so letztendlich zu sich selbst zu finden.
Gehen Sie dazu mit ihm auf Fan-
tasiereisen. Machen Sie es sich
zuerst so richtig gemütlich. Vielleicht mögen Sie das Licht dim-
men und eine Kerze anzünden.
Vielleicht hat Ihr Kind Lust, sich
in eine weiche Decke einzu-
wickeln. Dann schließt es allmählich die Augen, und Sie schicken
es mithilfe einer Geschichte auf
eine entspannende Reise. Bücher
mit solchen Texten, die die Fantasie in weite Fernen wandern lassen, gibt es in großer Auswahl im
Buchhandel. Sie können auch
Kassetten bekommen, auf denen
zur Untermalung Meditations-
musik zu hören ist. Probieren Sie
verschiedene Varianten aus, und
beobachten Sie, womit Ihr Kind
am besten zurechtkommt.

**Kinderleicht:
Yoga macht
auch Kin-
dern Freude
und schafft
Ruhe.**

Massagen

Verwöhnprogramm pur für angespannte Unruhegeister sind Massagen. Für unsere Vorschläge brauchen Sie keine besonderen Fingerfertigkeiten und Grifftechniken. Viel wichtiger ist eine gute Portion Sensibilität und Einfühlungsvermögen. Denn gerade ADS-Kinder reagieren auf Berührungen oft ganz anders als erwartet oder erhofft. So können Kinder, deren Spürsinn besonders sensibel ist, zarte Berührungen absolut nicht ertragen. Sie würden sich dabei höchstens verspannen statt loszulassen.
Gehen Sie also behutsam ans Werk. Probieren Sie aus, was Ihrem Sohn oder Ihrer Tochter gefällt und wirklich gut tut. Fragen Sie immer wieder nach, falls nicht gleich eine Rückmeldung kommt. Und akzeptieren Sie, wenn Ihre wohl gemeinten Bemühungen nicht auf Begeisterung stoßen. Versuchen Sie es nach einiger Zeit erneut oder mit einer anderen Variante.

Mit wenig Kleidung am wirkungsvollsten

Meereswellen

Hat Ihr Kind es sich bequem gemacht? Es liegt jetzt an einem »Strand«, und die Wellen des Meeres umspülen es. Wenn möglich, spielen Sie ihm Meeresrauschen von einer Kassette oder CD vor. Dann streichen Sie ihm mit den Händen über den Körper, vielleicht anfangs über Schultern und Rücken. Beginnen Sie kräftig, und werden Sie dann immer sanfter – so wie eine Welle auf dem Sand allmählich verebbt. Mit der Zeit kommt »Sturm« auf. Die Wellen – also auch Ihre Streichbewegungen – werden immer kräftiger und gehen immer weiter über den Körper hinweg. Nach einer Weile legt sich der starke Wind, das Meer wird wieder ruhiger, ihre Bewegungen werden sanfter, bis das Wasser am Ende ganz ruhig geworden ist – und Sie nur noch vorsichtig mit den Handflächen über den Körper streichen.

Staubiger Teppich

Stellen Sie sich vor, Ihr Kind ist ein staubiger Teppich. Der muss ordentlich ausgeklopft werden. Fangen Sie vorsichtig mit den flachen Händen oder mit den Fäusten beim Rücken an. Lassen Sie Ihren Sprössling bestimmen, wie fest Sie klopfen dürfen. Nach und nach kommen Arme und Beine dran. Ist der Teppich wieder sauber, wird er mit einer Bürste oder einem Sisalhandschuh von oben nach unten mehrere Male glatt gestrichen. Suchen Sie auch hier eine Bürste aus, die Ihrem Kind angenehm ist.

Den Körper sanft abklopfen

Igelmassage

Benutzen Sie zum Massieren einen Igel- oder Noppenball – vielleicht sogar verschiedene mit unterschiedlich kräftigen Noppen. Der Rücken kommt wieder zuerst dran. Im Anschluss daran bearbeiten Sie Arme, Hände, Beine, Füße und am Ende vielleicht sogar vorsichtig das Gesicht. Variieren Sie den Druck, den Sie mit dem Ball ausüben. Was gefällt Ihrem Kind am besten?

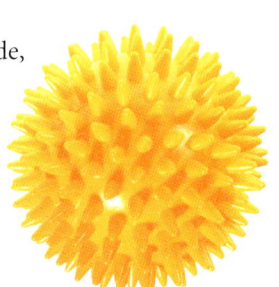

TIPP!

Erste Hilfe: Entspannung für Eltern

● Lassen Sie sich nicht vom Unruhe-Virus anstecken. Sagen Sie sich immer wieder: »Ich bin ganz ruhig!«

● Pusten Sie Stress weg. Atmen Sie dazu mehrmals hintereinander tief ein und mit einem kräftigen Stoß wieder aus. Auch ein lauter Seufzer ist erlaubt!

● Wenn Sie sich gerade ordentlich über Ihr Kind geärgert haben, verschwinden Sie ins Badezimmer. Dort strecken Sie ihm, ohne dass es das sieht, mal so richtig die Zunge raus. Dann lächeln Sie Ihrem eigenen Spiegelbild zu – und begeben sich wieder frisch gestärkt ins Alltagsgetümmel.

Stress loswerden

● Gönnen Sie sich Ihre eigenen Atempausen: Setzen Sie sich bequem hin, legen Sie eine Hand an den Hinterkopf, die andere an Ihre Stirn. Schließen Sie die Augen, und atmen Sie ruhig und tief ein und aus.

● Singen oder tanzen Sie zu Ihrer Lieblingsmusik.

● Trinken Sie eine Tasse Tee, und zünden Sie dabei eine Duftlampe an. Besonders entspannend sind Orangen- und Lavendelöl.

● Treiben Sie nach Möglichkeit regelmäßig Sport, jeder Elternteil zum Beispiel einen Abend in der Woche. Dann sind Sie weniger stressanfällig.

● Denken Sie positiv – auch wenn es manchmal schwer fällt. Versuchen Sie, immer die guten Seiten Ihres Kindes zu sehen.

● Hängen Sie sich ein Bild Ihres Lieblingsortes auf. Und schauen Sie immer darauf, wenn Sie in hektischen Situationen auftanken müssen. Ob ein Traumstrand auf einer griechischen Insel oder der alte Apfelbaum im Garten Ihres Elternhauses – dieses Bild schenkt Ihnen Gelassenheit und neue Kraft.

Coaching-Kniffe

● Entwickeln Sie ein Gespür dafür, was Ihr Kind wirklich braucht, um sich entspannen zu können. Auch großen Menschen tut nicht alles gleichermaßen gut. Vor allem wenn Ihr Sprössling Schwierigkeiten mit der Sinneswahrnehmung hat, empfindet er vieles ganz anders als Sie selbst. Dann macht ihn zum Beispiel eine sehr sanfte Massage vielleicht eher unruhig, und er kann sich nur entspannen, wenn Sie richtig »zupacken« und ihn kräftig massieren.

● Kinder, denen ihr Gleichgewichtssinn Probleme bereitet, mögen meist nicht auf dem Rücken liegen, wie es bei vielen Entspannungs-übungen vorgeschlagen wird. Seien Sie flexibel. Am besten testet Ihr Sprössling, wie es für ihn selbst am bequemsten ist: auf dem Bauch, auf der Seite, in Embryohaltung, im Sitzen – egal wie, Hauptsache, er kommt zur Ruhe.

● Machen Sie Ihr Kind immer wieder darauf aufmerksam, dass auch Sie Pausen und Entspannung brauchen. Zeigen Sie ihm, was Ihnen gut tut und wie Sie am besten relaxen können: ein wohliges Bad, ein Mittagsschläfchen, ein paar Yoga-Übungen, Musik hören und tanzen. Vielleicht hat Ihr Sprössling Lust, das auch mal auszuprobieren.

● Sorgen Sie für eine entspannte Atmosphäre. Leise klassische Musik, vor allem von Mozart, Bach, Chopin und Vivaldi, beruhigt weit mehr als harte Rock- oder Techno-Rhythmen. Und zünden Sie öfter mal eine Kerze an – nicht nur zu einer gemütlichen Teestunde. Im Flackerschein wird auch ein schlichtes Abendbrot zum besonderen Genuss.

● Ist Ihr kleiner Chaot mal wieder besonders laut und aufgedreht, lassen Sie sich auf keinen Fall davon anstecken. Werden Sie selbst immer leiser. Senken Sie bewusst die Stimme, sprechen Sie möglichst wenig und langsam. Das beruhigt.

● Schenken Sie Ihrem Kind eine Hängematte. Das sanfte Hin- und Herschaukeln entspannt und beruhigt fantastisch. Für hyperaktive Kinder eine wahre Kur zum Stressabbau – etwa wenn sie müde und kaputt aus der Schule kommen. Bei wenig Platz tut's auch ein Hänge- oder Schaukelstuhl. Wichtig ist, dass Ihr Sprössling wirklich langsam und nicht zu wild schaukelt.

● Erlauben Sie Ihrem Kind zu Hause Kaugummi zu kauen. Natürlich zuckerfrei und ohne Farbstoffe! Das Kauen bringt die oft verkrampfte Gesichtsmukulatur in Bewegung und sorgt so für Entspannung.

5. Den eigenen Körper besser wahrnehmen

Ihr Kind

- kann schlecht das Gleichgewicht halten,
- stolpert oft, eckt überall an,
- kann seine Kräfte nicht richtig dosieren,
- erkennt keine Gefahren und verletzt sich häufig,
- schubst viel und rempelt andere an,
- lässt sich von anderen nicht gern anfassen,
- fühlt kaum Schmerz.

ADS-Kinder: Anecken ist an der Tagesordnung

Viele ADS-Kinder haben erhebliche Schwierigkeiten mit ihrer Sinneswahrnehmung. Ihr eigener Körper ist für sie unbekanntes Terrain. Sie spüren ihn einfach nicht richtig, und ihr Gehirn hat kein Bild von ihm gespeichert. Doch ohne eine vollständige Landkarte ihres Körpers im Kopf können sie sich kaum vorstellen, welche Ausmaße er hat und wie er sich in bestimmten Situationen verhält. So schaffen sie es nur schwer, Bewegungen exakt zu steuern und auf Anforderungen des Alltags so zu reagieren, wie es von ihnen erwartet wird. Die Folge: Sie ecken nicht nur häufig an

Tischkanten und Türrahmen an, sondern auch bei Klassenkameraden und Lehrern.

ADS-Kinder brauchen deshalb, egal zu welchem Typ sie gehören, dringend eine Förderung ihrer Sinneswahrnehmung. Gezielt durch Fachleute, aber auch im Alltag, jeden Tag aufs Neue. Die folgenden Übungen werden ihm dabei helfen.

Sinnliche Erfahrungen machen

Feingefühl

Eine Extraportion Streicheleinheiten können alle Menschen gut gebrauchen – ADS-Kinder besonders. Das Problem dabei ist nur: Viele von ihnen lassen sich gar nicht gern anfassen. Logisch, denn wer bei zartem Streicheln unangenehm berührt zusammenzuckt, hat einen hypersensiblen Spürsinn, ist »taktil abwehrend«, wie die Fachleute sagen. Diese Kinder müssen Sie als Eltern besonders hautnah verwöhnen. Gönnen Sie ihrem Tastsinn viele Spürerlebnisse. Aber auch einem eher unsensiblen Spürsinn kann etwas Empfindungstraining nicht schaden. Da heißt es mit zarteren und kräftigen Berührungen experimentieren.

Die drei Basissinne

In unserer High-Tech- und Mediengesellschaft werden Kinder fast ununterbrochen mit optischen und akustischen Sinnesreizen überfüttert. Dagegen sind drei andere Sinne, die sie dringend für ihre gesunde Entwicklung brauchen, meist »unterernährt« – die Körper-Nahsinne oder Basissinne:

● Der *Spürsinn,* auch Tastsinn oder taktiles System genannt. Über Sinneszellen in der Haut, unserem größten Sinnesorgan, registriert er Reize wie Wärme, Kälte, Schmerz, Berührung und Druck und leitet diese ans Gehirn weiter.

● Der *Gleichgewichtssinn,* das vestibuläre System. Er nimmt über Sinneszellen im Innenohr meist unbewusst Informationen darüber auf, wie schnell und in welche Richtung wir uns bewegen, wie unsere Lage im Raum ist und welche Schwerkraft gerade auf uns wirkt. Ohne ausreichende Bewegung kann dieses Sinnessystem nicht voll ausreifen.

● Der *Eigensinn,* auch Tiefenwahrnehmung oder propriozeptives System genannt. Seine Informanten sitzen in unseren Gelenken, Muskeln und Sehnen. Sie schicken Druck- und Zugreize ans Gehirn – eine wichtige Voraussetzung dafür, dass wir ein Gefühl für unseren Körper haben und in unseren Muskeln jeweils die Grundspannung aufbauen können, die wir gerade brauchen.

Autowäsche

Massage der etwas anderen Art

Spürreize pur in unterschiedlicher Intensität vermittelt diese »Massage«. Dazu legt Ihr Kind sich bequem hin, mit möglichst wenig Kleidung. Es ist nun ein Auto, das dringend eine gründliche Wäsche braucht. Wichtig dabei ist, dass Sie immer wieder nachfragen, wie Ihr Sprössling sich fühlt, ob ihm das »Putzen« noch gefällt oder ob er eines der »Werkzeuge« nicht auf seiner Haut mag. Fragen Sie auch, wie stark Sie reiben dürfen. Viele ADS-Kinder lieben kräftige Berührungen.

Nehmen Sie zuerst einen rauen Sisal-Massagehandschuh, und »schrubben« Sie – zuerst natürlich vorsichtig – den »groben Schmutz« in kreisenden Bewegungen vom »Auto« ab.

Jetzt kommt eine Bürste dran. Sie muss an einzelnen »fleckigen« Stellen noch mal etwas kräftiger ans Werk gehen.

Danach wird noch einmal mit dem Sisalhandschuh oder einem rauen Frotteetuch abgerubbelt. Nun mit einer weichen Bürste »abspülen«. Dann wird das Auto »eingewachst«, am besten mit einer dicken Fettcreme oder mit Körperlotion.

Zum Schluss muss natürlich noch »poliert« werden. Reiben Sie das ganze »Auto« mit einem weichen Tuch sanft kreisend ab. Nun strahlt und glänzt es wieder wie neu.

Sinne reizen durch »Schrubben« und »Polieren«

Rückentafel

Kannst Du spüren, was ich schreibe? Ihr Kind legt sich bequem hin, und Sie benutzen seinen Rücken als »Tafel«. Schreiben Sie mit dem Finger Zahlen oder Wörter darauf. Aber fragen Sie bitte, wie kräftig Sie beim »Schreiben« aufdrücken dürfen. Bei kleinen Kindern können Sie auch etwas malen. Bekommt Ihr Sprössling heraus, was auf seinem Rücken steht? Wer mag, kann auch mal mit einer Feder, einem Wattebausch, einem Halbedelstein oder einem Grashalm »schreiben«. Experimentieren Sie ruhig, wenn Ihr Kind damit einverstanden ist.

Fühlspaziergang

Die Natur fühlen und erkennen

Gehen Sie mit Ihrem Kind in den Wald oder einen Park. Wichtig ist, dass verschiedene Bäume dicht beieinander stehen. Mit verbundenen Augen macht sich Ihr Sprössling nun mit verschiedenen Bäumen bekannt: Wie fühlt sich die Rinde an? Ist sie rau oder glatt? Wie dick ist der Stamm? Kann ich ihn ganz umarmen, oder komme ich mit meinen Armen nicht um ihn herum? Wie verlaufen die Wurzeln? Hängen tiefe Zweige herunter? Hat der Baum Blätter oder Nadeln, vielleicht auch Zapfen?

Wenn Ihr Kind genug über einen Baum herausgefunden hat, geht es weiter zum nächsten und untersucht ihn auf dieselbe Weise. Nachdem es mehrere Bäume so abgetastet hat, drehen Sie es ein paar Male um sich selbst. Dann muss es den Baum wiederfinden, den es als Ersten befühlt hat.

Fühlmemory

Gefragt ist Fingerspitzengefühl

Eine ganz andere Memory-Variante, bei der natürlich alle mit verbundenen Augen spielen müssen. Schneiden Sie zuerst aus Karton Kärtchen aus. Nun bekleben Sie immer zwei mit dem gleichen Material: Sandpapier, Watte, Plastikfolie, getrocknete Blätter, verschiedene Knöpfe, Wollfäden, Streichhölzer, Stoffreste. Spannend wird's, wenn Sie einander ähnliche Materialien benutzen. Beim Spiel die Kärtchen mit der »Fühlseite« nach oben und etwas Abstand voneinander auslegen. Dann sucht der Spieler sich eine Karte, betastet sie und versucht, mit den Fingern den Partner dazu zu finden. Weiß er auch, was auf den Karten ist? Kann er beschreiben, wie es sich anfühlt: weich, glatt, rau, angenehm … Nach der Antwort kurz die Augen öffnen und kontrollieren. Hatte er Recht, gibt's einen Punkt. Dann werden die Karten neu gemischt, und der Nächste ist dran.

Balanceakte

Auf der Suche nach der eigenen Mitte

Sie können nicht über Baumstämme balancieren oder auf einem Bein hüpfen, und ihre Stimmung kippt bei der kleinsten Kleinigkeit: ADS-Kinder sind einfach nicht im Gleichgewicht – körperlich wie seelisch. Pausenlos müssen sie sich neu ausbalancieren – ohne dann wirklich ihre eigene Mitte zu finden. Kein Wunder, dass bei ihnen oft auch andere wichtige Körperfunktionen wie die Atmung, Verdauung und der Schlaf-Wach-Rhythmus aus dem Lot sind.

Statt ruhelosem Aktionismus brauchen sie deshalb dringend gezielte Balanceakte, um ihren unreifen Gleichgewichtssinn zu fördern. Doch nicht nach dem Motto »Viel hilft viel«. Stoppen Sie Ihr Kind in jedem Fall, wenn es bei den Übungen zu wild zugeht. Denn damit das Gehirn solche kräftigen Reize verarbeiten kann, braucht es unbedingt Pausen – besonders wenn der Gleichgewichtssinn empfindlich ist und leicht Schwindelgefühle bereitet.

Schwebebalken

Balancieren will gelernt sein. Um Verletzungen zu vermeiden, fängt Ihr Kind am besten ganz unten an: Legen Sie zuerst ein Seil oder eine Holzlatte auf den Boden. Langsam kann die Latte an Höhe gewinnen, zuerst auf ein paar Büchern oder flachen Klinkersteinen. Später liegt der Schwebebalken vielleicht über Stühlen. Schafft Ihr Kind es mühelos hinüber, können Sie auch kleine Hindernisse wie einen Karton einbauen, über die es steigen muss. Die Krönung des Ganzen: Beim Balancieren einen Löffel mit einem Tischtennisball darauf in der Hand halten.

Inselhüpfen

Für dieses Spiel müssen Sie nicht einmal vor die Tür gehen: Besorgen Sie sich alte Teppichfliesen, und verteilen Sie sie im Zimmer. Die Entfernung sollte so sein, dass Ihr Kind zwischen den »Inseln« hin und her hüpfen kann. Wichtig dabei ist, dass die Fliesen nicht rutschen. Aber machen Sie es dem Inselreisenden nicht zu einfach. Wer ins »Wasser« fällt, wird nass und muss zur ersten Insel zurückrutschen.

Luftbett

Entspannen nach wilden Tobereien

Wie auf Wolken fühlt sich Ihr Kind auf diesem Luftsack: Füllen Sie dazu einen Bettbezug mit vielen aufgeblasenen Luftballons. Legt Ihr Sprössling sich dort hinein, wird er sanft hin und her geschaukelt.

Rollbretter

Schenken Sie Ihrem Kind unbedingt ein Rollbrett. Wer keines kaufen möchte, schraubt einfach vier stabile Rollen unter ein starkes Brett von etwa 50 mal 80 Zentimeter Größe. Egal ob liegend, sitzend oder kniend – das ist ein prima Gefährt für rasante Aktionen. Hier ein paar Anregungen – Ihrem Sprössling fällt bestimmt noch viel mehr ein:

▶ Bauen Sie einen kleinen Hindernisparcours auf, und lassen Sie Ihr Kind Slalom durchfahren. Dabei muss es sich mit den Armen gut abstoßen und steuern.

▶ Auf dem Brett stehend an einer Mauer entlanghangeln – auch dafür braucht Ihr Kind ordentlich Kraft in den Armen.

Bewegung und Geschicklichkeit durch Rollen

▶ Während des Fahrens einen Luftballon hochschlagen oder einem Ball nachjagen, ihn wegschießen und so schnell wie möglich wieder stoppen.

▶ Einen Karton auf das Rollbrett stellen und mit diesem »Lastwagen« Sachen transportieren.

Schaukelreifen

Haben Sie einen Garten mit einem großen Baum darin? Fantastisch. Dann hängen Sie dort doch einfach an einer Kette oder an dicken Seilen einen Autoreifen auf. Damit kann Ihr Kind nicht nur vor und zurück schaukeln, sondern auch noch hin und her und im Kreis herum. Etwas Besseres können Sie für seinen Gleichgewichtssinn kaum tun.

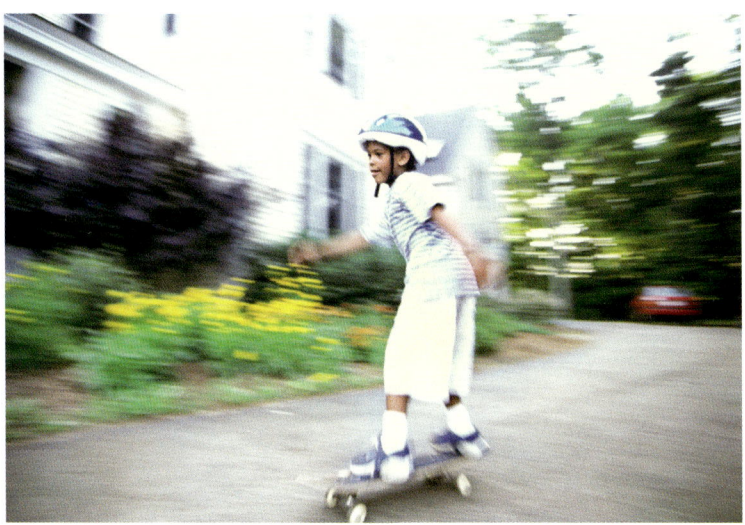

Einfach, aber voller Möglichkeiten: ein Skateboard, noch besser ist ein therapeutisches Rollbrett.

WICHTIG

Bewegungsmuffel auf Trab bringen

Unsere moderne Lebensweise fordert ihren Tribut. Kinder sind heute in vielen Bereichen weit entwickelt. Doch in ihrer Motorik leider unreif wie nie zuvor. So können Kinder zwar lässig mit der Maus einen PC in Bewegung setzen; auf einen Baum klettern oder schnell rückwärts laufen gelingt vielen aber nicht. Und das hat fatale Folgen. Denn Bewegung ist nun mal der Schlüssel dafür, dass Kinder sich gesund entwickeln und reifen können.

Auch geistiges Lernen setzt Bewegung voraus. Ohne sie läuft gar nichts. Schafft ein Kind es in jungen Jahren nicht, etwas in der Hand zu *halten*, kann es sich später auch nicht richtig *ver-halten* oder etwas im Gedächtnis *be-halten*.

Und schließlich baut Bewegung Unruhe und Aggressionen ab. Kinder, die sich austoben können, sind einfach zufriedener und ausgeglichener – das trifft ganz besonders auf Kinder mit ADS-Problemen zu.

Spielen im Freien bei jedem Wetter

▶ Setzen Sie Ihr Kind deshalb, selbst wenn es keine große Lust dazu hat, regelmäßig in Bewegung, am besten natürlich im Freien und bei jedem Wetter. Ganz wichtig: Für jede halbe Stunde vor dem Fernseher, Computer oder der Spielkonsole muss mindestens ebenso lange draußen gespielt werden!

▶ Gehen Sie von klein auf mit Ihrem Sprössling auf verschiedene Spielplätze, in Parks oder in den Wald. Spielen Sie zusammen Ball und Fangen. Üben Sie mit ihm Roller- und Fahrradfahren, Rollschuhlaufen.

▶ Testen Sie mit Ihrem Kind das Angebot Ihres örtlichen Sportvereins. Irgendetwas ist bestimmt dabei, das es ausprobieren möchte. Bleiben Sie am Ball, und geben Sie nicht vorschnell auf. ADS-Kinder brauchen meist etwas länger, um sich an neue Gruppen und Aktivitäten zu gewöhnen. Die wenigsten Probleme gibt es bei Zweiersportarten mit klaren Regeln wie Tischtennis, Tennis, Fechten, Taekwondo.

▶ Bestehen Sie am Wochenende mit der ganzen Familie bewegungsreiche Abenteuer: Fahrrad- und Kanutouren, Zelten, Ausflüge an Flüsse und Seen, Wanderungen durch Wiesen und Wälder, vielleicht sogar mal nachts – das ist viel spannender als den Sonntagnachmittag im Kino zu sitzen. Mit Gummistiefeln und Regenkleidung machen solche Aktionen sogar bei schlechtem Wetter Spaß. Ansonsten bleibt natürlich immer noch das Hallenbad.

Wohl dosierte Kraft

Rabauken oder Träumer – ADS-Kinder schießen entweder weit übers Ziel hinaus oder erreichen es nicht einmal annähernd. Das Problem ist: Sie finden selten das richtige Maß – weder beim Aufdrücken ihres Bleistiftes noch beim Abstellen der Milchtasse. Sie schaffen es nicht, die Spannung in ihren Muskeln so zu verändern, dass sie für die jeweiligen Anforderungen exakt dosiert ist. Ihnen mangelt es ganz einfach an Tiefensensibilität. Ihr Eigensinn braucht unbedingt noch etwas »Nachhilfe«, damit es ihm irgendwann gelingt, die für Bewegungen notwendige Kraft besser zu dosieren. Helfen Sie Ihrem Kind dabei – vor allem, indem Sie ihm Bewegung verschaffen. Denn nur Bewegung sorgt für Reize in der Tiefe seines Körpers.

Trampolin

Trampolin: eine Investition, die sich lohnt

Ein Trampolin kann jedes ADS-Kind gut gebrauchen. Sie können inzwischen sogar kleine Trampoline für die Wohnung kaufen. Darauf können sich junge Wilde bestens auspowern – ein Geheimrezept bei Frust und überschüssiger Energie! Außerdem spüren Kinder beim Springen ihren Körper besser und trainieren nebenbei noch den Gleichgewichtssinn.

Hat Ihr Kind sich etwas eingesprungen, kann es kleine »Kunststückchen« versuchen: sich beim Hüpfen drehen, die Beine in der Luft grätschen und wieder schließen, die Knie in der Luft anziehen, beim Aufkommen die Füße abwechselnd nach vorn setzen wie beim Gehen.
Ideal zum Trainieren der Muskelspannung ist das Stillstehen auf Kommando. Lassen Sie Ihren Sprössling springen, und rufen Sie plötzlich »Stopp!«. Dann muss er sofort breitbeinig anhalten.

Hochhüpfen und sanft landen: Das Trampolin schult das Gleichgewicht.

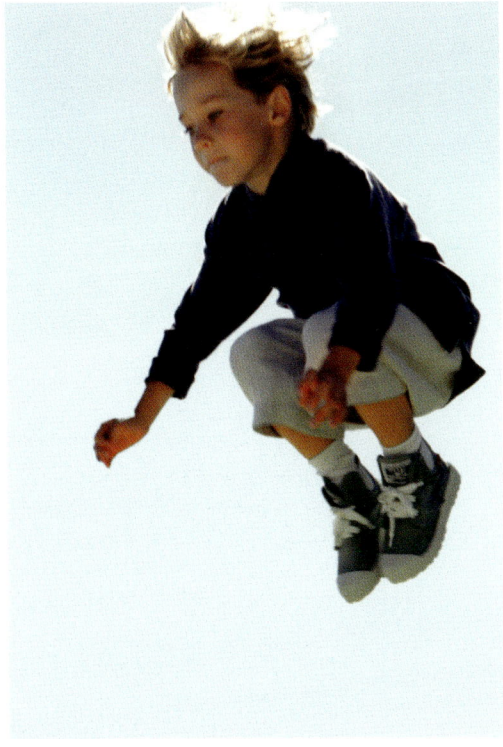

Tanzpuppe

Lassen Sie mal die Puppen tanzen: Ihr Kind und Sie sollen die Zierde einer Spieluhr sein. Wird diese aufgezogen, setzen sich die »Puppen« langsam in Bewegung. Sie drehen sich hin und her, bewegen Arme und Beine, tanzen rundherum. Allmählich geht es schneller und schneller. Die Tanzpuppen kommen so richtig in Schwung. Dann stolpert das Uhrwerk, die Bewegungen stocken für Sekundenbruchteile, werden etwas eckig. Und plötzlich geht es weiter.

Irgendwann wird die Spieluhr wieder langsamer, die Bewegungen natürlich auch – bis zum Zeitlupentempo. Und dann bleibt die Uhr ganz stehen. Die Tanzpuppen halten abrupt mitten in ihrer Bewegung inne, stehen komplett still – bis die Uhr wieder aufgezogen wird.

Feuer, Wasser, Blitz

Auf Kommando reagieren

Dieses Spiel macht immer wieder Spaß und lässt sich auch gut mit mehreren Kindern machen. Legen Sie vorab die Signalworte fest und was genau bei jedem von ihnen zu tun ist. Also: Bei »Feuer« auf den Bauch legen, bei »Wasser« ganz still stehen bleiben, vielleicht vorher irgendwo raufsteigen, bei »Blitz« hinsetzen und

den Kopf einziehen, bei »Donner« die Ohren zuhalten. Dann kann es losgehen.

Stellen Sie Musik an, oder klatschen Sie in die Hände, alle laufen durcheinander. Sobald die Musik oder das Klatschen aufhören und Sie ein Signalwort rufen, müssen die Kinder sofort genau das tun, was Sie vorher verabredet haben.

Sie können sich natürlich dafür auch ganz andere Varianten ausdenken, zum Beispiel unter dem Motto »Zirkus« die Stichworte »Hampelmann«, »Seiltänzer« (auf einem Bein stehen), »Podest« (Brücke machen) und »Clown« (still stehen, Kopf schief legen und die Hände wie einen »Regenschirm« hochhalten).

Luftballon-Hockey

Ballgefühl ist angesagt

Luftballons sind ideal, um das Dosieren der eigenen Kraft zu üben. Einfach aufpusten, und schon kann Ihr Kind ihn sanft in die Höhe schlagen, auf den Boden prellen, von einer Hand in die andere hin- und herspielen, mit dem Kopf oder Fuß weiterbefördern oder versuchen, mit ihm in einen Korb zu treffen.

Luftballon-Hockey können gut mehrere Kinder zusammen spielen. Teilen Sie zwei Mannschaften ein (es können auch nur zwei Kinder gegeneinander spielen), und stecken Sie ein Tor ab. Jeder bekommt einen Stock und muss versuchen, den Luftballon ins gegnerische Tor zu schlagen. Das ist schwerer, als es sich anhört!

Wurfgeschosse

Sammeln Sie in einem Korb ganz verschiedene Dinge, die Sie sich mit Ihrem Kind gegenseitig zuwerfen können: unterschiedliche Bälle wie kleine und große Kinderbälle, Tennis-, Tischtennis- und Softbälle, einen Tennisball in einer zugeknoteten Socke, Tücher, kleine und große Kuscheltiere. Nun werfen Sie Ihrem Sprössling immer andere Wurfgeschosse aus Ihrer Sammlung zu. Er muss sie fangen und an Sie zurückwerfen. Keine leichte Aufgabe bei den völlig unterschiedlichen Flugeigenschaften!

Jeder Gegenstand fliegt anders

Coaching-Kniffe

Ob schwimmen oder Schlitten fahren – Bewegung ist gefragt

● Machen Sie das Leben Ihres Kindes zu einem Fest der Sinne. Schenken Sie ihm Tag für Tag so viele sinnliche Erlebnisse wie möglich – vor allem natürlich für seine drei Basissinne. Drehen, kullern, rutschen, balancieren, hüpfen, springen, schieben, schaukeln – davon können Kinder nicht genug bekommen.

● Lassen Sie Ihren Sprössling so viel wie möglich matschen und schmieren: mit Sand und Wasser, Fingerfarben, Tapetenkleister, Fettcreme, Faschingsschminke. Erlaubt ist, was Spaß macht. Auch kneten mit Ton, Salz- oder Keksteig ist ein Renner.

● Barfußlaufen sorgt für fantastische Spürreize. Gönnen Sie Kindern den Spaß, die Welt unter ihren Füßen zu fühlen. Egal ob Sand, Steine, Holz – Natur ist ganz schön spannend.

● Gehen Sie schon früh viel gemeinsam schwimmen – wenn möglich in verschiedene Bäder und Seen: Thermal- und Wellenbäder fühlen sich ganz anders an als ein Freibad oder ein Waldsee an einem frischen Frühsommertag. Gewöhnen Sie Ihr Kind behutsam an Rutschen und Wasserspritzer.

● Melden Sie Ihr Kind, wenn es mag, zu einem Judo-, Karate- oder Tai-Chi-Kurs an. Diese Sportarten regulieren und verbessern den Muskeltonus besonders gut.

● Rollerfahren, Rollschuhlaufen und später Inlineskaten sind ein ideales Balancetraining, Schaukeln ebenfalls. Wer keinen Garten hat, kann auch eine Schaukel in einem Türrahmen aufhängen.

6. Geschickter werden

Ihr Kind

● hat kein Fingerspitzengefühl und wenig Fingerfertigkeit,
● hat Probleme, feinmotorische Aufgaben zu bewältigen,
● hält Stifte verkrampft und schreibt unleserlich,
● kann das, was es sieht, und das, was es mit den Händen tut, schlecht koordinieren.

Schrift: Note mangelhaft

»Warum schmierst du nur immer so? Das kann ja niemand lesen!« Solche Vorwürfe können die meisten ADS-Kinder nicht mehr hören. Zu oft ist ihnen ihre schlechte, manchmal unleserliche Schrift schon angekreidet worden. Doch selbst wenn sie sich noch so große Mühe geben, wird es kaum besser mit ihrer Schrift. Immerhin leidet die Hälfte aller ADS-ler unter Koordinationsstörungen, die nicht nur den Bereich der »groben« Bewegungen, sondern auch die Feinmotorik betreffen. Denn das Gehirn hat Schwierigkeiten, die Bewegungen der Hände und Finger auf das abzustimmen, was die Augen sehen. Dadurch fällt es beispielsweise enorm schwer, ein Wort von der Tafel genau auf die Linie im Heft abzuschreiben oder gar eine Nadel einzufädeln.

Zudem haben häufig auch noch Spür- und Eigensinn (ab Seite 79) Abstimmungsprobleme – und schon ist die eingesetzte Muskelkraft nicht mehr exakt, bis in die Fingerspitzen, an die jeweilige Aufgabe angepasst.

Üben Sie deshalb mit Ihrem ADS-Kind immer wieder seine Fingerfertigkeit. Auch wenn das allein seine Schönschriftprobleme nicht lösen wird, insgesamt wird es mit den Übungen bestimmt geschickter.

Fingeryoga

Minimaler Kraftaufwand, maximale Wirkung: Yoga, bei dem Sie nur die Finger krümmen müssen. Diese Übungen, »Finger-Mudras« genannt, kommen aus der asiatischen Heilkunst und liefern im Handumdrehen neue Energie und Wohlbefinden. Denn in Fingern und Händen gibt es ebenso wie an den Füßen Reflexzonen, die mit unserem gesamten Körper in Verbindung stehen. Wir müssen sie nur durch Berührungen und Bewegungen aktivieren.

Fingeryoga: Geeignet auch für Eltern

Das gelingt durch Fingeryoga – vorausgesetzt, jede Übung wird mindestens 15 Minuten durchgeführt. Denn erst dann entfalten die Übungen ihre volle Wirkung. Das ist Ihrem Kind vermutlich viel zu lang. Dennoch können ihm die Mudras gut dabei helfen, seine Fingerfertigkeit zu verbessern. Und vielleicht schafft Ihr Sprössling es mit der Zeit sogar, die eine oder andere Übung länger zu halten.

Bevor es losgeht, setzt sich Ihr Kind bequem und möglichst gerade hin, atmet tief und ruhig und bewegt nur seine Finger.

Klavierspiel

Lockerung für angespannte Finger

Zum Lockern der Finger eine kleine Übung vorweg: Lassen Sie Ihr Kind an beiden Händen gleichzeitig mit jedem Finger nacheinander den Daumen wie eine Taste »anschlagen« – vorwärts und rückwärts. Dabei allmählich schneller werden. Dieses »Klavierspiel« sollte mit der Zeit in Fleisch und Blut übergehen.

Erdkreis

Nach der »Aufwärmübung« kann es richtig losgehen: Daumenspitze trifft Ringfinger. Beide mit leichtem Druck aneinanderlegen, so dass ein schöner runder Kreis entsteht. Die anderen drei Finger werden dabei nach oben gestreckt. *Wirkung:* neue Kraft für den Körper und seelisches Gleichgewicht.

Harmoniekreis

Den Daumen mit Mittel- und Ringfinger zusammenlegen, so dass wieder ein Kreis entsteht. Kleiner Finger und Zeigefinger sind gestreckt. *Wirkung:* Ausgeglichenheit und Gelassenheit.

Vielfältige Wirkungen durch Fingeryoga

Powerkreis

Daumen, Ringfinger und kleinen Finger so aneinander legen, dass sie wieder einen Kreis bilden. Mittel- und Zeigefinger sind gestreckt. *Wirkung:* frische Energie.

Köpfchen

Diese Übung ist schon etwas schwieriger. Lassen Sie Ihr Kind zunächst erst einmal den »Pinzettengriff« üben, also Daumen und Zeigefinger durchgestreckt aneinander drücken. Klappt das, geht's weiter: Zum Zeigefinger auch noch den Mittelfinger ausgestreckt an den Daumen legen. Der Ringfinger wandert dann zum Daumenansatz hinunter, und der kleine Finger wird gestreckt. *Wirkung:* ein klarer Kopf.

WICHTIG

Schön locker schreiben

Wer beim Schreiben zu verkrampft ist, hat's schwer. Logisch, dass Ausdauer, Schnelligkeit, Schönheit und nicht selten auch Richtigkeit darunter leiden! Unterstützen Sie Ihr Kind deshalb schon von klein auf darin, Stifte richtig und möglichst locker zu halten – nicht erst wenn es in der Schule schreiben lernen soll.

● Der beste Platz für einen Stift ist immer genau zwischen Daumen- und Zeigefingerspitze. Der Mittelfinger stützt den Stift nur. Und wer Stifte nur zwischen Zeigefinger und Daumengelenk einklemmt oder gegen das letzte Glied des Daumens legt, wird nie unverkrampft und sauber malen und schreiben lernen.

● Eine gute Hilfestellung sind dreieckige Hüllen, die über runde Stifte gezogen werden. Oder Sie kaufen gleich dreieckige Blei- und Buntstifte. Sogar Füller gibt es inzwischen in dieser Version.

● Achten Sie auch darauf, dass das Handgelenk gerade und locker auf Papier und Tisch aufliegt. Wichtig ist, dass die Mal- und Schreibbewegungen aus dem Handgelenk kommen und nicht aus dem Oberarm. Um das Handgelenk zu lockern, kann Ihr Kind es zwischendurch immer mal wieder ausschütteln und kreisen lassen.

● Ist Ihr Sprössling Linkshänder, besteht erhöhte »Verkrampfungsgefahr«. Seine Schreibhand sollte deshalb wirklich gerade und locker sein und sich auf den kleinen Finger stützen. Handrücken und Unterarm bilden dabei einen stumpfen Winkel. Wichtig ist, dass die Finger unterhalb der Schreiblinie bleiben und so das Geschriebene nicht verdecken. Das Ende des Stifts sollte in Richtung Schulter zeigen.

● Eine weitere wichtige Hilfe: Bringen Sie die Hefte und Papiere Ihres Linkshänders immer wieder richtig in Position. Die Seite, auf der er schreibt oder malt, muss links von der Mittelachse seines Körpers sein und schräg nach links gedreht werden, ungefähr in einem 30-Grad-Winkel. Diese Lage können Sie Ihrem Kind auch auf seinem Schreibtisch mit Klebestreifen markieren.

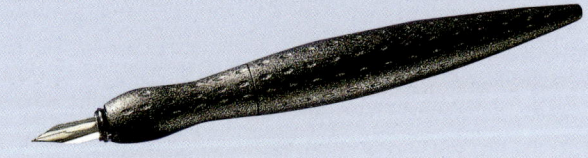

Daumenversteck

Handjogging
für mehr
Geschick-
lichkeit

Hier heißt es schnell reagieren. Legen Sie gemeinsam mit Ihrem Kind vier Kommandos fest: »Faust« bedeutet zum Beispiel mit beiden Händen eine Faust machen. Bei »Seite« werden die Hände zur Faust geballt, die Daumen zeigen aber nach außen. »Rein« heißt, der Daumen wird in der Faust versteckt. Und bei »rauf« liegt der Daumen oben auf der geschlossenen Faust.

Nun geht's los. Ihr Kind hat beide Hände geöffnet, die Finger gespreizt weggestreckt. Auf Ihr Kommando schließt es die Hände jeweils wie verabredet. Wechseln Sie ganz nach Belieben zwischen den einzelnen Positionen. Wer's noch etwas schwieriger haben möchte, kann auch mal für die linke und rechte Hand unterschiedliche Kommandos geben, zum Beispiel »links Faust, rechts Seite«.

Schere, Stein, Papier

Ein altes Spiel, aber immer wieder ein hervorragendes Handjogging. Gespielt werden kann zu zweit, aber auch mit mehreren. Üben Sie vorweg die genauen Figuren: Zeige- und Mittelfinger wegstrecken bedeutet »Schere«. Eine »Faust« ist ein »Stein«. Alle Finger ausstrecken symbolisiert »Papier«. Und mit Daumen und Zeigefinger einen Kreis bilden heißt »Brunnen«.

Nun machen alle Mitspieler eine Faust. Dann wird gezählt und bei »drei« die Hand mit einer Figur ausgestreckt. Jetzt heißt es genau schauen: Gewonnen hat derjenige, der die »überlegene« Figur gebildet hat. Dabei gilt: Schere schneidet Papier. Stein schleift Schere. Papier wickelt den Stein ein. Stein und Schere fallen in den Brunnen. Papier deckt den Brunnen zu.

Beim Mithelfen wird Ihr Kind schnell geschickter.

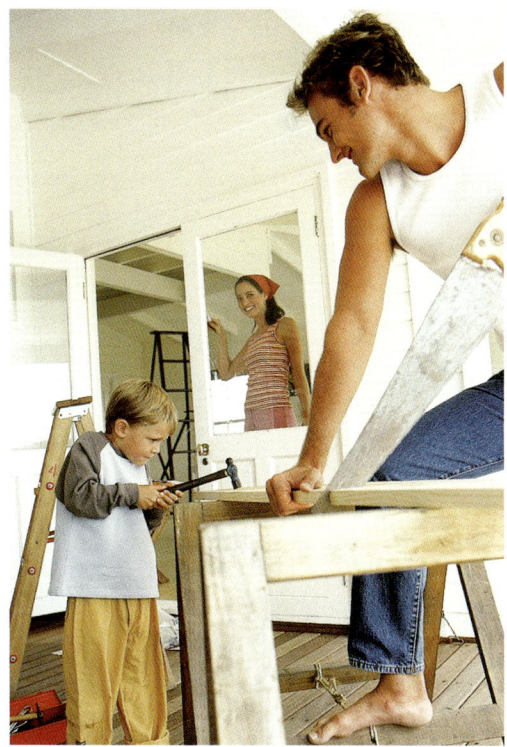

Zen-Garten

Fernöstliches für ruhige Momente

Legen Sie mit Ihrem Kind einen fernöstlichen Garten im Miniformat an. Dazu füllen Sie eine flache Schale oder einen großen Teller mit feinem Vogelsand und streichen alles mit der Hand oder einem Lineal glatt. Nun malt Ihr Sprössling mit einem Zahnstocher oder Holzspieß feine Linien, Kreise oder Wellen in den Sand. Zum Schluss werden einige wenige »Hingucker« wie Glasmurmeln, ein schöner Stein oder ein paar Muscheln verteilt. Diesen Zen-Garten können Kinder in ihr Zimmer stellen und jeden Tag neu gestalten. So trainieren sie nicht nur ihr Fingerspitzengefühl, sondern gönnen sich auch ein paar Minuten Besinnung.

Achterbahn

Die »Magische Acht« von Seite 49 hilft auch dabei, Augen und Hände besser miteinander zu koordinieren. Malen Sie auf ein großes Papier eine dicke, bunte Acht. Halten Sie Ihrem Kind diese Acht liegend, etwa auf Schulterhöhe vor die Augen. Jetzt streckt Ihr Sprössling seine Arme nach vorn, die Handflächen aneinander gelegt. Das Papier darf er dabei nicht berühren. Dann fährt er mit den Händen die liegende Acht mehrmals in der Luft ab.

Luftballon-Dart

Wer eine Dart-Scheibe treffen will, muss Augen und Wurfhand schon gut koordinieren können. Hier eine Version für Anfänger: Hängen Sie, am besten vor eine Wand, mehrere aufgeblasene Luftballons an eine Schnur. Wer keine Dart-Pfeile hat, bohrt durch eine Korkenscheibe einen langen Nagel. Nun eine Linie aufmalen, die beim Werfen nicht überschritten werden darf – je älter die Kinder, desto weiter müssen sie von den Ballons entfernt ihre Pfeile werfen. Wichtig: Alle Mitspieler müssen beim Spielen unbedingt hinter der Linie bleiben, damit niemand von Pfeilen verletzt wird.

Streichholz-Figuren

Kleben mit kleinsten Teilen

Basteln mit Streichhölzern: Das ist schon ganz schön fummelig. Entfernen Sie die Zündköpfe, und geben Sie Ihrem Kind dann zu den kleinen Hölzchen noch Pappe und Kleber. Nun kann es damit Figuren und Bilder aufkleben. Wer mag, kann die Kreationen mit anderen »Kleinteilen« ergänzen: winzige Suppennudeln, Reiskörner, Linsen oder aus Seidenpapier gerollte kleine Kügelchen. Das Materialbild kann nach dem Trocknen mit Farbe bunt übermalt werden.

Coaching-Kniffe

● Beschäftigen Sie Ihr Kind oft mit »Feinarbeiten«: Perlen auffädeln, Kordeln drehen, farbigen Sand oder kleine Steinchen in Flaschen füllen, Papierstreifen flechten, Stickbilder anfertigen, Sand oder auch getrocknete Bohnen in Schläuche oder dünne Rohre füllen und so weiter.

● Ein Supertraining in Sachen Treffsicherheit: Nägel einschlagen. Geben Sie kleinen Kindern Korkplatten, auf die sie mit einem Holzhammer und kleinen Metallstiften Holzplättchen nageln können. Größere Kinder sollten durchaus mit einem richtigen Hammer versuchen, Nägel in ein Brett oder einen Holzblock zu schlagen.

● Machen Sie Fingerspiele mit Ihrem Sprössling. Das gefällt vor allem kleinen Kindern.

● Schenken Sie Ihrem Kind zwei große, besonders schöne Glasmurmeln oder Halbedelstein-Kugeln. Die kann es in seinen Händen hin und her bewegen. Hat es bereits etwas Übung, kann es beide Kugeln in einer Hand kreisen lassen. Dabei ruhig auch mal die Richtung wechseln. Wer es schafft, dass sich die beiden Kugeln dabei nicht berühren, ist schon fast ein Geschicklichkeitsprofi.

● Hat Ihr Sprössling mit bestimmten Bewegungen besondere Schwierigkeiten, erklären Sie nicht unnötig, packen Sie einfach zu. Geben Sie ihm »handfeste« Unterstützung, indem Sie seine Hände, zum Beispiel beim Binden von Schleifen oder beim Schreiben von Buchstaben, führen.

● Animieren Sie Ihren Sohn oder Ihre Tochter ruhig dazu, statt der Lieblingshand auch mal die andere zu benutzen. Vielleicht stellt sich so heraus, dass ein Rechtshänder gut mit links werfen kann. Oder ein Linkshänder Schleifen doch lieber rechts herum bindet. Das schult die Finger und aktiviert außerdem beide Gehirnhälften.

● Bewegungsabläufe prägen sich, wie Studien gezeigt haben, im Schlaf besonders gut ein. Machen Sie deshalb mit Ihrem Kind Fingerübungen auch abends vor dem Schlafengehen. Vor allem die traumlosen Schlafphasen in der zweiten Nachthälfte helfen beim Erlernen motorischer Fähigkeiten – egal ob zum Klavierspielen oder für das Betätigen einer Computertastatur.

7. Selbstbeherrscht und gelassen werden

Ihr Kind

- ist unbeherrscht und sehr impulsiv,
- kann schlecht abwarten und sich zurückhalten,
- handelt spontan, ohne vorher nachzudenken,
- ist extrem launisch, aufbrausend und unausgeglichen,
- neigt zu heftigen Wutanfällen,
- rastet schnell wegen Kleinigkeiten aus.

Manchmal scheinen Wunder zu geschehen: Dann sitzen sogar Hyperaktive ganz still und lauschen einer spannenden Geschichte bis zum Ende. Und selbst die größten Chaoten reißen sich zusammen und räumen auf, weil danach ein Besuch im Tierpark lockt. Warum funktioniert das denn nicht immer so, fragen sich Eltern dann.

Wege zu mehr Gelassenheit finden

Sehen Sie es doch einmal von der positiven Seite: ADS-Kinder sind durchaus in der Lage, sich zu beherrschen und zurückzuhalten – wenn ihnen etwas wirklich wichtig ist! Doch meistens schaffen sie es nur schwer, ihre spontanen Impulse, Launen und Bedürfnisse unter Kontrolle zu halten. Denn gerade damit hat die »Schaltzentrale« in ihrem Gehirn enorme Probleme. Hinzu kommt, dass ADS-Kinder sehr emotionale und sensible Menschen sind. Ihr Gehirn ist anders strukturiert als das von rationalen, vernunftsbetonten Zeitgenossen, das haben aktuelle Studien gezeigt. So werden ADS-ler von ihren starken Gefühlen – egal ob rasende Wut oder euphorische Begeisterung – oft regelrecht mitgerissen. Denn auch hier gelingt es ihnen nicht so recht, sich selbst zu steuern und den Gefühlsregler herunterzudrehen. Helfen Sie Ihrem Kind, das zu üben. Denn wer sich selbst beherrscht, beherrscht auch sein Leben besser.

Von starken Gefühlen mitgerissen

Erst stoppen, dann starten

Spontaneität ist etwas ganz Tolles und kann sehr kreativ sein. Doch es gibt auch viele Situationen, in denen allzu spontane und unüberlegte Aktionen negative Folgen haben, wie schlechte Zensuren, Ärger und im schlimmsten Fall Verletzungen.

Deshalb sollte die Devise immer lauten: Erst denken, dann handeln – erst stoppen, dann starten. Ob beim Überqueren einer Straße, dem Erstürmen eines Klettergerüstes, den Hausaufgaben oder einem Bastelprojekt – diese Regel gilt immer, ohne Ausnahme.

Verhaltenstherapeutische Programme für ADS-Kinder trainieren das gezielt. Auch Sie als Eltern können das mit Ihrem Sprössling üben – am besten von klein auf, immer und immer wieder, bis es für ihn absolut selbstverständlich geworden ist.

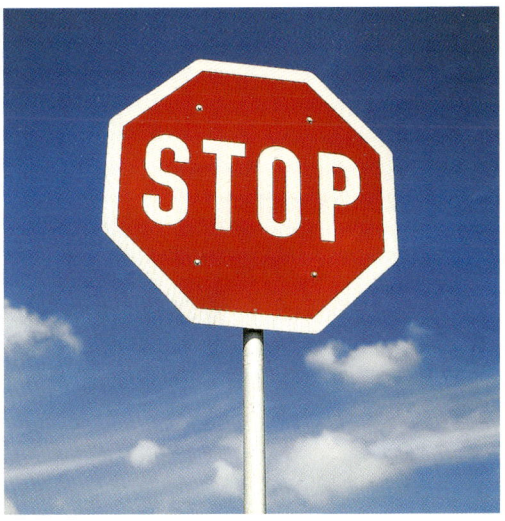

▶ Legen Sie ein »Stopp-Signal« fest. Worauf reagiert Ihr Kind am besten? »Halt«, »Stopp«, »Achtung«, »Obacht«, »Nachdenken«, »Aufgepasst«? Egal was, Hauptsache, es funktioniert, und Ihr Sprössling hält tatsächlich inne.

▶ Nun fragen Sie Ihr Kind, was es tun will oder bei einer bestimmten Aufgabe tun muss. Nachdenken ist angesagt. Geben Sie aber, vor allem bei kleinen Kindern, anfangs kurze und knappe Hilfestellung, um den besten Lösungsweg zu finden – Schritt für Schritt.

Vergessen Sie das Loben nicht!

▶ Erst dann darf Ihr Sprössling starten. Achten Sie darauf, dass er seinen im Voraus formulierten Plan auch wirklich so in die Tat umsetzt. Drei Zwischenschritte überspringen gilt nicht.

▶ Nach kurzer Zeit ergänzen Sie dann das Signalwort mit einem Zeichen, am besten einer kleinen, möglichst unauffälligen Geste. So kann Ihr Kind beispielsweise eine Hand zur Faust ballen und den Daumen darin verstecken oder ganz einfach Daumen, Zeige- und Mittelfinger einer Hand zusammenlegen. Experimentieren Sie gemeinsam mit Ihrem Kind. Fragen Sie es, was es spontan tun würde, um sich selbst damit an etwas zu erinnern. Wichtig dabei ist, dass das Stopp-Signal und dieses Zeichen mit der Zeit untrennbar zusammengehören. So bekommt Ihr Kind einen »Anker«, wie Psychologen das nennen, der ihm hilft, sich selbst an das »Stoppen« zu erinnern.

Ein Signal, das wirkt: Erst stoppen, dann starten.

Allmählich sollte Ihr Kind lernen, sich mithilfe seines Signalwortes und seines ganz persönlichen Zeichens selbst zu stoppen. Schließlich können Sie ja nicht immer neben ihm stehen. Lassen Sie Ihren Sprössling laut Selbstgespräche führen: »Was will ich tun? Was muss ich dabei beachten? Wie gehe ich vor – Schritt für Schritt? Habe ich an alles gedacht?« So kann er lernen, sich selbst zu coachen.

Überlegt und geplant handeln

Schafft Ihr Kind das tatsächlich allein, kann es sein Selbstgespräch von laut auf leise umschalten. Nun ist es in der Lage, jederzeit und überall von anderen unbemerkt seine Stopp-Technik anzuwenden.

Stopp-Spiel: Eiszapfen

Kennt Ihr Kind die Geschichten von Tabaluga, dem kleinen grünen Drachen, und dem garstigen Schneemann Arktos? Dann »frosten« Sie es doch einmal – zum Spaß natürlich. Bewegen Sie sich so durch den Raum, wie es Ihnen gefällt: laufen, krabbeln, hüpfen, tanzen, alles ist erlaubt. Doch sobald Arktos in die Hände klatscht, wird Ihr Kind mitten in seiner Bewegung eingefroren und erstarrt zum Eiszapfen. Erst wenn Arktos pustet, taut es wieder auf. Besonders lustig ist das Spiel mit mehreren Kindern.

Gesprächsregeln lernen

Andere ständig unterbrechen, ihnen immer ins Wort fallen – damit erregen ADS-Kinder höchstens negative Aufmerksamkeit. Sie müssen unbedingt lernen, ihren spontanen Redeimpuls zu kontrollieren. Hilfreich dabei sind klare Gesprächsregeln – und die können Sie mit Ihrem Kind gut in der Familie einüben. Wer es zu Hause schafft, die anderen ausreden zu lassen, hat auch in der Schule bald keine Probleme mehr damit.

Miteinander reden und zuhören

Es redet immer nur einer. Erst wenn er fertig ist, kommt der Nächste dran. Sonst können wir uns gegenseitig nicht verstehen.

Wer redet, ist dran. Er wird nicht unterbrochen und darf ungestört ausreden. Wir nehmen Rücksicht aufeinander.

Wer etwas sagen möchte, macht sich bemerkbar – durch Handheben oder durch einen Fingerzeig. Er wartet dann aber, bis er dran ist.

Jeder hört dem anderen genau zu. Ist etwas unklar, wird nachgefragt: »Wie meinst du das?«; »Was bedeutet das?«. Bei wichtigen Gesprächen wiederholt der Nächste am besten kurz in eigenen Worten, was sein »Vorredner« gesagt hat. So vermeiden wir, dass wir aneinander vorbeireden.

▶ Wenn mehrere Leute sich unterhalten, möchte jeder gern mal zu Wort kommen. Ellenlange Monologe sind deshalb tabu. Jeder leistet einen kurzen Beitrag, dann ist der Nächste dran.

▶ Alleinunterhalter dürfen ruhig, aber bestimmt unterbrochen werden: »Jetzt möchte ich dazu auch mal etwas sagen …« Passt ihnen das nicht, sollten andere Gesprächsteilnehmer sie darauf hinweisen, dass ihre pausenlose Quasselei unhöflich ist.

Die eigenen Gefühle entdecken

Harte Schale, weicher Kern – so sind viele ADS-Kinder. Doch da sie selbst mit ihrem empfindsamen Innenleben noch nicht so viel anfangen können, erlebt ihre Umwelt eher das wilde Raubein, den Sandkastenrocker, den Schulhof-Rowdy, bestenfalls den Klassenclown. Masken, hinter denen sie ihre sensiblen Seiten gut verstecken können. Helfen Sie Ihrem Kind deshalb schon früh, das Chaos in seiner Seele zu durchschauen. Wer es schafft, seine eigenen Gefühle kennen und verstehen zu lernen, kann auch besser mit ihnen umgehen.

▶ Zufrieden, glücklich, angespannt, einsam, wütend – schaffen Sie es eigentlich, Ihre Gefühle in Worten auszudrücken? Das ist gar nicht so einfach. Sprechen Sie mit Ihrem Kind deshalb von klein auf über Gefühle – über Ihre eigenen ebenso wie über seine. Das ist nicht nur für Kinder ein gutes Training! Beschreiben Sie Ihrem Sprössling bei den unterschiedlichsten Gelegenheiten, wie Sie sich gerade fühlen.

▶ Fragen Sie Ihr Kind immer wieder: »Wie fühlst du dich?« Bauen Sie ihm dabei gezielt Brücken: »Bist Du enttäuscht, weil die Mathearbeit nicht so gut geklappt hat?« oder: »Du scheinst wütend zu sein. Hast Du dich über etwas geärgert?«

▶ Lassen Sie Ihr Kind selbst zu Wort kommen, auch wenn es noch keinen treffenden Begriff für das hat, was es fühlt. Kinder können ihr Gefühl meist recht gut beschreiben. Das ist toll. Suchen Sie dann gemeinsam einen »Namen« dafür.

▶ Nehmen Sie die Gefühle Ihres Sprösslings ernst, und bewerten Sie sie nicht. Ein »Sei-doch-nicht-so-empfindlich« oder »Das-ist-noch-kein-Grund-um-stolz-zu-sein« zerstören jede mühsam aufgebaute Vertrauensbasis. Da machen Kinder schnell (wieder) zu!

▶ Helfen Sie Ihrem Kind mit den Spielen auf den folgenden Seiten, seine Gefühle besser kennen zu lernen, einzuordnen und auszudrücken.

Schutzmasken überflüssig machen

Ein Gefühl für die eigenen Gefühle bekommen

Stimmungsfahne

Launen ändern sich bei ADS-Kindern oft wie das Aprilwetter. Doch sich auf ständig wechselnde Stimmungen einstellen zu müssen ist für die Familie äußerst anstrengend. Erklären Sie Ihrem Kind, wie schwierig das ist. Dann schlagen Sie ihm vor, eine »Stimmungsfahne« zu basteln.

Schneiden Sie dazu aus Karton einen Kreis aus. Unterteilen Sie ihn in acht Felder, und malen Sie gemeinsam dort acht Stimmungs-Wetterlagen hinein – von fröhlich über gedrückt bis gewittrig-wütend. Sie können auch unsere Vorlage vergrößert kopieren und sie auf einen Pappkarton aufkleben. Nun schneiden Sie eine Fahne aus und befestigen sie mit einer Briefklammer in der Mitte der Scheibe. Mit diesem Fähnchen

Gefühle wechseln – wie das Wetter auch.

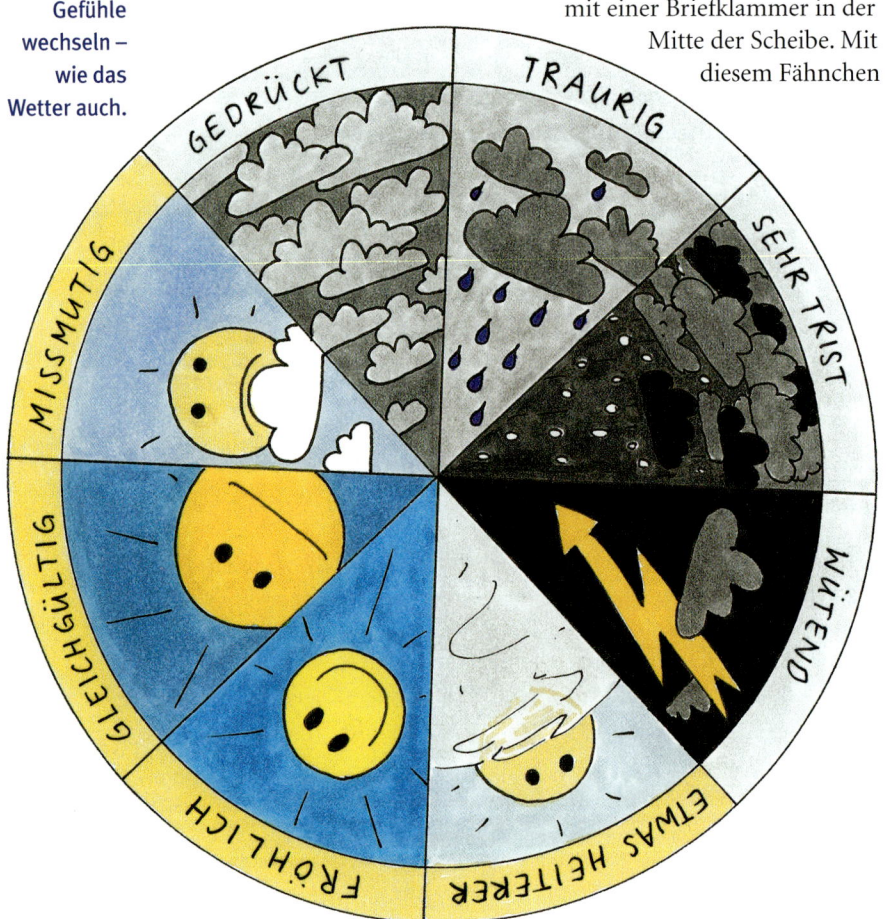

kann Ihr Kind jetzt allen anzeigen, wie seine Stimmungslage gerade ist – ohne viele Worte darüber verlieren zu müssen. So sieht jeder auf den ersten Blick, ob die Laune gerade strahlend, getrübt oder sogar verhagelt ist.

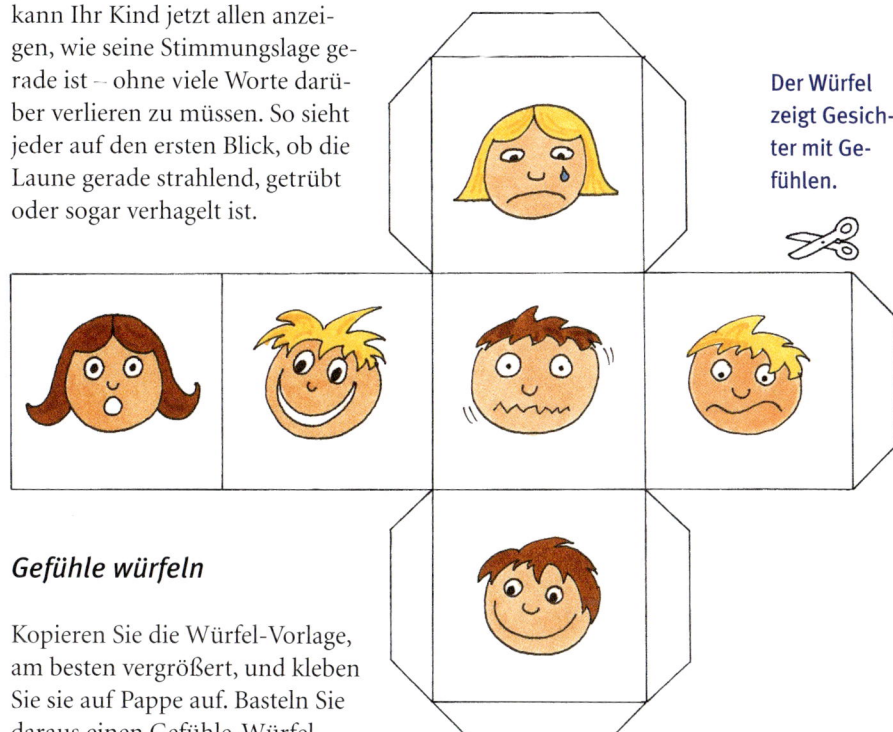

Der Würfel zeigt Gesichter mit Gefühlen.

Gefühle würfeln

Kopieren Sie die Würfel-Vorlage, am besten vergrößert, und kleben Sie sie auf Pappe auf. Basteln Sie daraus einen Gefühle-Würfel. Statt der gezeichneten Gesichter können Sie einen großen Würfel auch zusammen mit Ihrem Kind mit Fotos bekleben. Schneiden Sie dazu aus Zeitschriften Menschen aus, deren Gesichter verschiedene Gefühle ausdrücken: himmelhoch jauchzend, gut gelaunt, ängstlich, überrascht, traurig, sauer. Dann kann das Spiel beginnen. Welches Gesicht zeigt der Würfel? Welches Gefühl drückt es aus? Nun muss der Spieler sagen, was bei ihm selbst dieses Gefühl auslöst. Zum Beispiel: Ich bin traurig, wenn ande-

re über mich lachen, wenn ich kein Sternchen für meine Hausaufgaben bekomme, wenn … So geht es reihum weiter. Bekommt jemand das gleiche Gesicht zum zweiten Mal, darf er noch einmal würfeln – es sei denn, er möchte noch mehr zu diesem Gefühl sagen. Eine andere Möglichkeit: Jeder sucht auf dem Würfel das Gesicht heraus, das seiner augenblicklichen Stimmung am ehesten entspricht. Dann erklärt er den anderen, warum er sich gerade so fühlt.

Die Wut im Bauch meistern

● Werden Sie zum Wut-Propheten: Bemühen Sie sich, kritische Situationen vorausschauend zu vermeiden. Wahrscheinlich wissen Sie genau, wann das Risiko besonders groß ist und welche Warnsignale ein Ausrasten ankündigen. Nutzen Sie dieses Wissen, um für Deeskalation zu sorgen.

● Geben Sie Ihrem Kind die Möglichkeit, seine Wut für alle erträglich abzureagieren. Schicken Sie es nach draußen in den Garten, lassen Sie es einen Dauerlauf machen oder Fußball spielen. Oder wie wär's mit einem Punchingball und Boxhandschuhen (gibt's für Kinder im Fachhandel)? Weitere Möglichkeiten: ein Nagelbrett, auf das bei Wut ordentlich eingehämmert werden kann, ein Schaumgummiball, der so manchen wütenden Hieb verträgt, und ein dickes Kissen zum Reinschlagen. Oder Sie nähen Ihrem Sprössling aus Stoff ein »Wut-Tier«. Egal ob Schwein oder Schlange – Hauptsache, es ist nicht zu klein und gut mit Schaumstoff ausgestopft. Dann lässt es sich so richtig gut knautschen, kneten und traktieren. Vielleicht hört es sich auch kommentarlos die Sorgen Ihres Kindes an ...

● Zeigen Sie Ihrem Sprössling eine »Cool-down-Karte«. Kleben oder malen Sie dazu auf ein Stück Pappe ein witziges (Comic-)Bild von einem Menschen, der abgekühlt wird: durch eine kalte Dusche, einen Eimer Wasser, ein Rieseneis – etwas, worüber Ihr Sohn oder Ihre Tochter lachen kann. Vielleicht haben Sie Glück, und der Humor entspannt die Lage.

● Fragen Sie sich immer auch, ob die Wut begründet ist, etwa weil Ihr Kind ungerecht behandelt wurde. Dann zeigen Sie Ihr Verständnis und Mitgefühl. Sprechen Sie möglichst leise. Das beruhigt. Und nehmen Sie Ihren Sohn oder Ihre Tochter, wenn sie es zulassen, fest in den Arm.

● Hilft das nicht, lassen Sie Ihren Sprössling sich austoben. Er hat ein Recht auf seine Gefühle, auch auf seine Wut. Wichtig ist, dass er sie nicht an anderen auslässt oder sich dabei verletzt. Dann müssen Sie natürlich sofort eingreifen.

● Ansonsten können Sie ruhig das Zimmer verlassen. Das entlastet Ihre Ohren und Ihre Nerven. Atmen Sie tief durch, das entspannt.

● Will Ihr Kind mit seinen Wütereien eher Machtkämpfe mit Ihnen austragen, bleiben Sie möglichst cool. Und ignorieren Sie die Tobereien Ihres Sprösslings. Ganz nach dem Motto: Wer sich schlecht benimmt, wird nicht beachtet. Machen Sie ihm klar, dass Sie sein Verhalten nicht gut finden. Aufmerksamkeit gibt's erst dann wieder, wenn der Wüterich es schafft, sich selbst zu beruhigen und vernünftig zu verhalten.

● Wichtig ist, dass sich der Wutanfall auf keinen Fall lohnt. Egal, worum es geht – Ihr Kind darf durch seine Tobereien keinen Erfolg für sich verbuchen.

● Lassen Sie sich nicht durch dumme Sprüche Außenstehender verunsichern. Niemand kennt Ihr Kind besser als Sie. Und Sie sind in diesem Augenblick der Experte für seine Wutanfälle. Bleiben Sie konsequent und Ihrer Linie treu.

● Loben Sie Ihren Sprössling, wenn er sich wieder beruhigt hat – und erst recht, wenn er sich bei Ihnen für sein Verhalten entschuldigt.

Coaching-Kniffe

● Seien Sie Ihrem Kind ein Vorbild: Bemühen Sie sich, selbst in hektischen Zeiten keinen blinden Aktionismus zu entfalten, sondern Ihren Alltag stets zielstrebig Schritt für Schritt zu bewältigen. Stoppen Sie sich auch mal selbst ganz bewusst. Drängeln, Ungeduld und impulsive Reaktionen sollten auch für Sie tabu sein.

● Führen Sie ruhig mal laut Selbstgespräche. So merkt Ihr Sprössling, dass auch Sie alles, was Sie tun, vorab überlegen und im Kopf planen.

● Halten Sie sich selbst auch immer wieder ein imaginäres Cool-down-Schild vor. Wer selbst oft auf die Palme geht, muss sich über ein tobendes Kind nicht wundern.

Wütereien sind nicht persönlich gemeint

● Achten Sie auf kritische Situationen. Fehlt nur noch der berühmte Tropfen, der das Fass zum Überlaufen bringt, ist es eigentlich schon zu spät. Zoff auf dem Spielplatz oder Gebrüll im Supermarkt lassen sich dann kaum noch verhindern. Besser ist es, Sie versuchen schon im Voraus, einer Eskalation vorzubeugen – notfalls indem Sie das »Krisengebiet« schleunigst verlassen.

● Nehmen Sie Wütereien und Schimpfereien Ihres Kindes nicht persönlich. Sagen Sie sich immer wieder, dass es im Augenblick nicht weiß, wie es mit seinen überschäumenden Gefühlen umgehen soll.

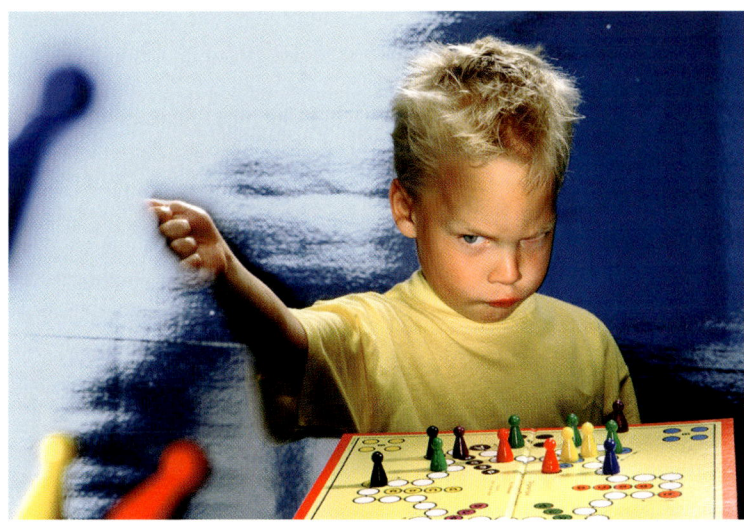

Manchmal wird aus Wut auch ein Spiel zerstört.

8. Regeln lernen – Konsequenzen erfahren

Ihr Kind

- hat Schwierigkeiten, Regeln zu lernen,
- hält sich an keine Regeln,
- ist ungehorsam und eigensinnig,
- erfindet eigene Regeln.

Manchmal ist es einfach zum Verrücktwerden: Schon seit dem ersten Schultag gilt die Regel »Sofort nach Hause kommen, wenn der Unterricht zu Ende ist« – doch Sohnemann oder Töchterchen denkt, trotz unzähliger Ermahnungen, einfach nicht daran. Jeden Tag gibt es Ärger, immer und immer wieder. Das ist zermürbend für Sie als Eltern, unangenehm für Ihr Kind und belastend fürs Familienklima. Denn solche ständigen Auseinandersetzungen beeinträchtigen die Beziehung zwischen Ihnen und Ihrem Kind doch erheblich. Lassen Sie es nicht so weit kommen. Denn Ihr Kind braucht dringend den Rückhalt in seiner Familie. Dazu gehört zunächst einmal Ihr Verständnis: ADS-Kinder sind nicht einfach »ungehorsam«. Sie ignorieren alltägli-

Regeln geraten schnell in Vergessenheit

che Regeln meist nicht in böser Absicht. Es fällt ihnen einfach viel schwerer als anderen Kindern, sich Regeln einzuprägen und sie dann auch einzuhalten.

Das liegt daran, dass ihr Frontalhirn nicht optimal arbeitet. Doch gerade diese Region ist wesentlich dafür verantwortlich, dass wir unsere Handlungen planen, ihre Folgen abschätzen und so auch Verantwortung für unser Tun übernehmen können.

ADS-Kinder dagegen speichern Erfahrungen nur ungenügend ab und lernen deshalb sehr wenig aus ihren Fehlern. Die Folge: Sie können nur schwer voraussehen, welche positiven oder negativen Konsequenzen ihr Verhalten haben wird. Kein Wunder, dass sie viel länger als andere Kinder brauchen, um Regeln zu lernen und Grenzen zu verinnerlichen. Haben Sie also Geduld, und helfen Sie Ihrem Kind – vor allem dadurch, dass Sie Ihr (Erziehungs-)Verhalten ihm gegenüber entsprechend ändern. Damit erleichtern Sie es Ihrem ADS-Kind, Ihre Forderungen zu erfüllen, und Sie ersparen auch sich selbst viel Ärger und Frust im Familienalltag.

Konsequenzen sind wichtig

Regeln richtig aufstellen

Regeln sind die Richtschnur für das Verhalten Ihres Kindes. Sie stecken den Rahmen ab, in dem sich sein Leben abspielt und geben ihm Sicherheit, Geborgenheit, Orientierung und Halt. Damit auch ADS-Kinder mit Regeln klarkommen, sollten Sie als Eltern ebenfalls einige Regeln beachten.

▶ Weniger ist mehr: Stellen Sie nicht zu viele verschiedene Regeln auf. Das verwirrt Ihr Kind nur unnötig. Beschränken Sie sich auf das, was Ihnen wirklich wichtig ist.

▶ Überlegen Sie vorab genau, welche Regeln speziell Ihr ADS-Kind braucht. Das können ganz andere sein als beispielsweise bei seinem Bruder oder seiner Schwester. Eine Rolle spielen dabei nicht nur die besonderen Probleme Ihres Sprösslings, sondern auch sein Alter und seine Persönlichkeit.

Klare Regeln formulieren

▶ Formulieren Sie Ihre Regeln ganz klar, eindeutig und so knapp wie möglich. Verkneifen Sie sich jeden vorwurfsvollen Unterton.

▶ Erklären Sie Ihrem Kind den Sinn dieser Regeln und warum sie wichtig sind. Sagen Sie deutlich, was Sie von ihm erwarten und welches Verhalten Sie sich von ihm wünschen. Lassen Sie sich von Ihrem Sprössling die Regel in seinen Worten wiederholen, um Verständigungsprobleme auszuschließen.

▶ Malen Sie gemeinsam rote Verbots- und blaue Gebotsschilder, die an Regeln erinnern. Hängen Sie sie dort im Haus auf, wo sie gebraucht werden, etwa »Am Tag nur 30 Minuten fernsehen« kommt neben den TV-Apparat.

▶ Diskutieren Sie mit Ihrem ADS-Kind nicht über Regeln. Das führt nur zu permanenten Endlosdebatten. Wenn Sie das Gefühl haben, Ihr Sohn oder Ihre Tochter sei aus einer Regel »herausgewachsen«, streichen Sie sie. Dann stellen Sie eine neue und passendere auf.

Regeln nicht ständig diskutieren

▶ Lassen Sie so wenig Ausnahmesituationen wie möglich gelten – das vermeidet Verwirrung.

Konsequenzen aufzeigen

▶ Legen Sie passend zu Ihren Regeln eindeutige Konsequenzen fest – positive wie negative. Zum Beispiel zur Regel »Du räumst jeden Tag vor dem Abendessen dein Zimmer und deinen Schreibtisch auf« die Konsequenzen: »Ist das gemacht, lesen wir nach dem Essen eine halbe Stunde zusammen. Ist das nicht gemacht, musst Du weiter aufräumen. Diese Zeit geht Dir beim Lesen verloren.« So weiß Ihr Kind genau, woran es ist.

▶ Bemühen Sie sich um »logische« Konsequenzen, also um Folgen, die direkt damit zusammenhängen, ob Ihr Kind eine Regel befolgt oder nicht. Zum Beispiel: Wer seine schmutzigen Schuhe nicht an der Tür auszieht, muss den Dreck selbst wieder wegwischen.

Einleuchtende Konsequenzen festlegen

▶ Bleiben Sie stur bei Ihren Konsequenzen. Verändern Sie sie nicht laufend. Damit kommen ADS-Kinder nicht zurecht.

▶ Kündigen Sie keine Konsequenzen an, die Sie nicht umsetzen können oder wollen. Sie werden sonst schnell unglaubwürdig.

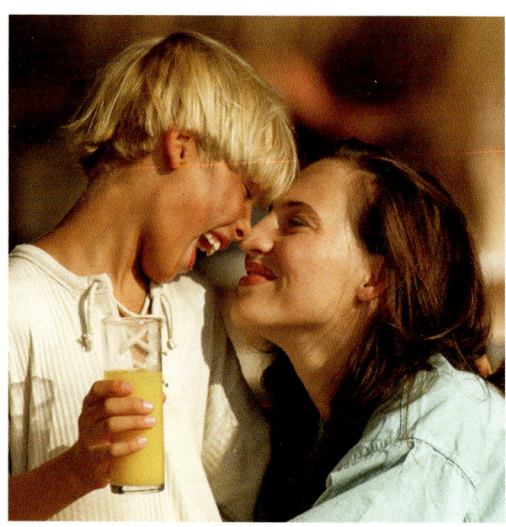

Loben statt meckern

▶ Gehen Sie mit Lob verschwenderisch um. Gerade ADS-Kinder bekommen oft mehr Aufmerksamkeit, wenn sie Mist bauen, als wenn sie sich unauffällig und angepasst verhalten. Das ist das absolut falsche Signal! Also: Verkneifen Sie sich das Meckern, loben Sie lieber bei nächster Gelegenheit umso mehr.

▶ Ergänzen Sie Ihre lobenden Worte durch eine nette Geste oder einen kleinen Körperkontakt. Nehmen Sie Ihr Kind in den Arm, streichen Sie ihm über den Kopf, klopfen Sie ihm anerkennend auf die Schulter. So nimmt Ihr ADS-Kind Ihr Lob besser wahr.

▶ Ignorieren Sie harmlosen Blödsinn oder schlechtes Benehmen, das nicht so gravierend ist, einfach ganz. Betonen Sie stattdessen das, was Ihr Kind gut und richtig gemacht hat. Sie werden sich wundern, wie das anspornt. Ihr Sprössling wird sich mit Sicherheit immer häufiger bemühen, Ihre positive Aufmerksamkeit zu erringen.

Lob ist viel wirkungsvoller als Kritik.

▶ Erkennen Sie an, wenn Ihr Kind sich um etwas bemüht hat. Loben Sie es auch dafür. Üben Sie konstruktive Kritik, wenn es etwas zu verbessern gibt. Sagen Sie ihm also, dass Sie es ganz toll finden, wie es sich in dieser bestimmten Situation verhalten hat – wenn es das noch besser machen wollte, könnte es vielleicht dieses oder jenes noch verändern.

Verlässlich bleiben

▶ Lassen Sie sich Ihrem Sprössling gegenüber keine Unsicherheiten anmerken. Zögern und zaudern Sie nicht bei Entscheidungen. Sie werden sonst schnell angreifbar. Wer Schwäche zeigt und doch immer mal etwas erlaubt, was eigentlich verboten ist, muss sich nicht wundern, wenn sein Kind Machtspielchen versucht. Gerade ADS-Kinder kommen mit einem solchen Schlingerkurs schlecht klar.

▶ Reagieren Sie immer gleich, wenn Ihr Sohn oder Ihre Tochter eine Regel nicht einhält. Verlässlichkeit ist das oberste Gebot. Ihre Reaktion muss für ihr Kind absolut vorhersehbar sein. Rechnen Sie damit, dass Ihr ADS-Kind das gnadenlos austestet. Bleiben Sie also gelassen und ganz konsequent.

▶ Geben Sie klare und unmissverständliche Anweisungen. Mit »Lass den Quatsch« können Kinder oft nichts anfangen. Und ein »Willst du mal deine Zähne putzen?« wird garantiert auch nicht beachtet. Sagen Sie besser ganz deutlich, was Sie wollen: »Putz jetzt bitte deine Zähne.«

▶ Legen Sie Ihrem Sprössling bei Anweisungen am besten die Hand auf die Schulter, fassen Sie ihn am Arm, tippen Sie ihn mit dem Finger an. So ein kleiner

Klare Anweisungen geben

Körperkontakt erhöht seine Aufmerksamkeit. Dann kommt Ihre Anweisung besser an.

▶ Tut Ihr Kind nicht das, was Sie von ihm wollen, oder beachtet es eine geltende Regel nicht, erinnern Sie es ruhig daran. Gleichzeitig kündigen Sie die bekannten Konsequenzen an. Passiert wieder nichts, erinnern Sie höchstens ein zweites Mal. Danach folgt die Konsequenz.

▶ Sie können zusammen mit Ihrem (größeren) Kind die wichtigsten Regeln und deren Konsequenzen aufschreiben und an die Familien-Pinnwand oder an den Kühlschrank hängen. Darauf kann es sich dann verlassen und sich im Zweifelsfall selbst vergewissern.

▶ Machen Sie kein Drama aus dem, was Ihr ADS-Kind tut oder nicht tut. Meckern und schimpfen Sie nicht, das führt nur dazu, dass Ihr Kind auf »Durchzug« schaltet. Handeln statt reden ist die Devise. Nur damit erreichen Sie wirklich etwas – nicht nur bei ADS-Kindern übrigens.

▶ Beachtet Ihr Kind eine Regel nicht, muss das unmittelbare Konsequenzen haben. Kündigen Sie keine Folgen an, die dann auf später oder irgendwann vertagt und letztendlich vielleicht sogar vergessen werden. Zu späte Konsequenzen sind so gut wie gar keine!

Handeln statt schimpfen

Spielend Regeln lernen

Egal welches Spiel Sie nehmen – jedes hat seine ganz eigenen Regeln. Wer mitmachen möchte, muss sie einhalten. Nur so gelingt das Spiel und macht allen Spaß. Spielen Sie deshalb so oft wie möglich mit Ihrem Kind, allein oder mit der ganzen Familie. Ob Brett-, Karten- oder Bewegungsspiel – wichtig ist, dass Ihr Kind sich tatsächlich an die vorgegebenen und mit allen verabredeten Regeln hält. Passen Sie auf, dass

Brettspiele eignen sich bestens zum Regeln-lernen.

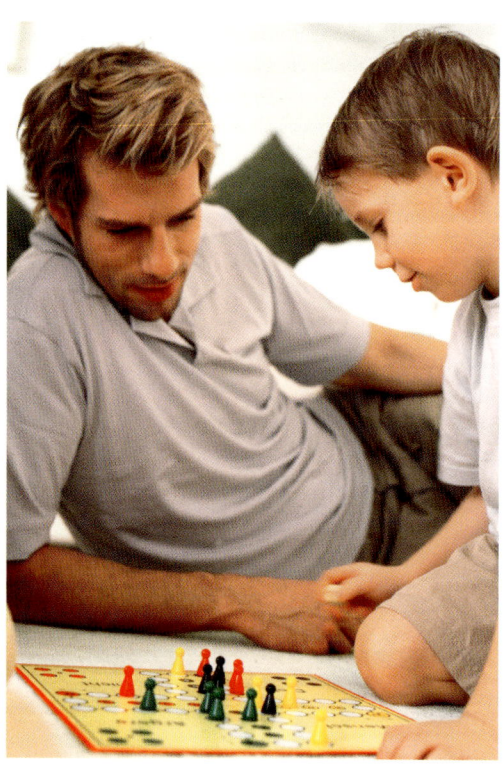

es nicht versucht zu schummeln. Das ist ein Supertraining fürs richtige (Regel-)Leben.

Regel-Erfinder

Oft machen sich ADS-Kinder ohnehin schon ihre eigenen Regeln. Hier sollen sie es ganz bewusst tun: Für ein altbekanntes Spiel wie »Mensch-ärgere-dich-nicht« komplett neue Regeln erfinden. Wichtig ist, dass sie funktionieren und allen Mitspielern so sinnvoll erscheinen, dass sie mitmachen. Steht das neue Regelwerk, wird eine Runde damit gespielt. Danach darf ein anderer sich seine ganz persönlichen Regeln ausdenken. Fantasiereiche Kinder können sogar ganz neue Spiele entwickeln, für die sie das Material vorhandener Spiele benutzen können.

Erfindungs-reichtum ohne Ende

Herr der Regeln

Warum wollen Sie als Eltern eigentlich immer selbst über die Einhaltung von Regeln wachen? Machen Sie doch mal Ihr ADS-Kind zum »Herrn der Regeln«. Nun ist es seine Aufgabe aufzupassen, dass sich alle Familienmitglieder an die geltenden Regeln halten – es selbst inklusive. Nach einer vorab festgesetzten Zeit bekommt jemand anderes die »Wächter-Rolle«.

Coaching-Kniffe: Bonussysteme

Ob beim Einkaufen oder Fliegen – Bonussysteme funktionieren überall bestens. Was liegt also näher, als sie auch in der Erziehung einzusetzen. Viele Pädagogen und Verhaltenstherapeuten schwören darauf – gerade auch bei ADS-Kindern. Das Geheimnis dabei: über Lob, Anerkennung und gute Worte hinaus weitere Anreize zu schaffen, damit sich das gewünschte Verhalten festigt.

Ein Patentrezept sind Bonussysteme natürlich nicht. Doch einen Versuch ist es wert – vor allem bei hartnäckigen Alltagsproblemen, die bereits an Ihren Nerven zerren. Probieren Sie es einfach mal aus. Hier einige Tipps:

● Setzen Sie Bonussysteme nicht für einen allgemeinen Rundumschlag ein, sondern nur ganz gezielt, um einzelne Probleme zu bekämpfen, etwa wenn Ihr ADS-Kind ständig seinen jüngeren Bruder schlägt und traktiert.

● Sagen Sie klipp und klar, was Ihnen nicht gefällt und was Sie wie verändern möchten: »Ich möchte, dass du friedlich mit deinem Bruder umgehst, ihn nicht schlägst, trittst, beißt.«

● Erklären Sie Ihrem Kind, dass es Bonuspunkte sammeln kann, wenn es sich so verhält, wie Sie es gern möchten.

● Bereiten Sie einen Bonusplan vor, in den Sie links die Wochentage eintragen und rechts eine Spalte für die Bonuspunkte. Wie die »Punkte« ganz konkret aussehen, können Sie gemeinsam festlegen: Vielleicht findet Ihr Kind zur Zeit Glitzersternchen oder Dinos besonders toll. Dann nehmen Sie solche Aufkleber als Bonuspunkte. Sie können aber auch kleine Ausrufezeichen, einen lustigen Figurenstempel oder ganz einfach Pluszeichen verwenden. Ein großes Glas, in dem Murmeln oder Holzperlen sich als Bonuspunkte häufen, geht auch gut. Wichtig ist, dass Ihr Kind die »Punkte« mag. Nach einer Woche ziehen Sie gemeinsam Bilanz.

● Bevor es nun richtig losgehen kann, müssen Sie allerdings noch das Wichtigste erledigen: nämlich genau festlegen, was wie viele Bonuspunkte einbringen soll. Ihr Sprössling sollte dabei die Wahl haben, ob er wenige Punkte für ein kleineres »Extra« (Viertelstunde Computerspiel) oder viele für eine größere Belohnung (Radtour am Wochenende mit der ganzen Familie) einsetzen möchte. Diese zweite Möglichkeit ist gleichzeitig auch eine gute Übung in Selbstbeherrschung. Denn wer es schafft, seine spontanen Bedürfnisse beim Punktesammeln eine oder sogar zwei Wochen aufzuschieben, hat sich schon richtig gut im Griff.

● Wählen Sie die Anreize auf jeden Fall so, dass Ihr Kind sie auch wirklich attraktiv findet. Denn nur so funktioniert das ganze System auch tatsächlich. Sie wissen ja: Motivation ist alles – vor allem bei ADS-Kindern.

TIPP!
Für den Notfall

Immer wieder gibt es Situationen mit Ihrem ADS-Kind, da scheint gar nichts mehr zu helfen – sogar das Bonussystem zieht nicht so recht. Was Sie in besonders schwierigen Fällen tun können, sehen Sie anhand von drei Beispielen:

Was tun bei Versagensängsten?
»Das schaffe ich sowieso nie«, beklagen sich viele ADS-Kinder, wenn Ihre Eltern klare Anforderungen an sie stellen und diese eventuell auch noch mit Belohnungen verknüpfen. Schon sind sie gefrustet und versuchen es erst gar nicht. Da ist besonders gute Motivation gefragt. Mut machen zum Mitmachen! Fangen Sie deshalb ganz klein und bescheiden an: Stellen Sie Regeln, deren Einhaltung Sie fordern, so auf, dass Ihr Kind das auch tatsächlich schaffen kann. Geben Sie bei einem Bonussystem zunächst Aufgaben, die es bewältigt. Das baut Frust ab und spornt zum Weitermachen an.

Was tun, wenn die Anreize nicht ziehen?
Ein tolles Bonussystem, super Belohnungen – meinen Sie. Doch Ihr Sprössling zuckt nur die Achseln und schaltet auf stur. Er zeigt keinerlei Interesse daran. Dann sollten Sie noch einmal gründlich nachdenken: Was wäre ihm wirklich wichtig genug, um sich dafür anzustrengen? Manchmal müssen Sie das Bonusangebot nur entsprechend verändern und neue Anreize schaffen.
Eine andere Möglichkeit bei hartnäckiger Weigerung: Überlegen Sie, welche »Privilegien« Ihr Kind zurzeit im Alltag genießt, ohne etwas Besonderes dafür tun zu müssen: Fernsehen, Computerzeiten, schwimmen gehen, Reitstunden … Fahren Sie das herunter. Sie müssen das nicht alles ohne Gegenleistung gewähren. Aber Ihr Sprössling kann diese »Privilegien« durch Bonuspunkte zurückgewinnen.

Was tun, wenn Geschwister ohne ADS eifersüchtig sind?
Lob schon für Kleinigkeiten, Belohnungen für alltägliche Aufgaben – da fühlen sich Brüder und Schwestern oft benachteiligt, auch wenn ihnen klar ist, dass ihr Geschwisterkind besondere Probleme hat. Appellieren Sie trotzdem noch einmal an das Verständnis aller Familienmitglieder. Sparen Sie bei keinem Kind mit Lob. Und überlegen Sie, wo Bruder und Schwester ihre schwachen Seiten haben. Dann gibt's für sie dafür ein Bonussystem. Und vielleicht wollte Papa schon lange mit dem Rauchen aufhören. Dafür kann auch er »Punkte« sammeln … Bei einem »Bonus-Wettbewerb« für die ganze Familie muss niemand zu kurz kommen.

9. Mit anderen besser zurechtkommen

Ihr Kind

- kommt schlecht mit anderen Kindern klar,
- spielt lieber allein und hat keine richtigen Freunde,
- kann sich nur schwer oder überhaupt nicht in eine Gruppe einfügen,
- ist eher ein Einzelgänger,
- will gern das Kommando übernehmen,
- wird bei Konflikten und Überforderung aggressiv und handgreiflich,
- schlägt, boxt, tritt, spuckt schnell und hat oft Streit mit anderen.

Schwierigkeiten in der Gruppe

Ob im Kindergarten, in der Schule oder beim Sport – Gruppen sind für viele ADS-Kinder ein rotes Tuch. Sie schaffen es einfach nicht, sich in das dynamische Gefüge zu integrieren. Kein Wunder, denn ihre Offenheit für Reize sorgt in solchen Situationen dafür, dass sie hoffnungslos überfordert sind. Schließlich strömen von allen Seiten gleichzeitig die unterschiedlichsten Signale auf sie ein. Und da ihr Gehirn es nicht schafft, aus diesem Reizchaos das Wichtigste herauszufiltern und vernünftig zu verarbeiten, können sie auch nicht angemessen darauf reagieren. So sind ADS-Kinder oft die eigensinnigen Einzelgänger oder die stillen Mauerblümchen, die abseits stehen und eher beoachten als mitmachen.

Manche versuchen auch, das Kommando an sich zu reißen. Ein Tarnmanöver: Denn wer selbst bestimmt, muss sich nicht an die Gruppe anpassen. Beliebt machen sie sich dadurch nicht, ebenso wenig wie durch Clownerien und albernes Verhalten oder durch aggressive Reaktionen, etwa wenn sie sich durch die Übermacht der Gruppe oder von einzelnen Kindern in die Enge getrieben fühlen.

Dann schlägt die Stimmung allzu schnell um, enden auf den ersten Blick harmlose Streitereien in handfestem Zoff. Für alle sind solche Situationen völlig unverständlich – außer für den ADS-ler selbst, denn er fühlt sich im Recht.

Der Hintergrund für solche Missverständnisse: ADS-Kinder haben meist große Schwierigkeiten, Gefühle anderer nachzuvollziehen

Anpassen fällt ADS-Kindern schwer

und Gestik und Mimik ihrer Mitmenschen richtig zu deuten. So fühlen sie sich oft bedroht und angegriffen, obwohl dies aus der Sicht der anderen keineswegs der Fall war. Logisch, aus Sicht der ADS-Kinder, dass sie darauf aggressiv reagieren. Allerdings wird dieses Verhalten von den anderen als Angriff interpretiert. So schaukelt sich ein Konflikt schnell hoch. Diesen Teufelskreis sollten Sie als Eltern zu durchbrechen versuchen. Unterstützen Sie Ihr Kind deshalb dabei, sich ein solides Repertoire an sozialen Fähigkeiten anzueignen. So kann

An Gesichtern lassen sich Gefühle ablesen.

es sich viel Ärger und Frust ersparen und seine eigentlichen Stärken anderen gegenüber besser zur Geltung bringen.

Gefühle verstehen

Ein Blick sagt oft mehr als tausend Worte. Doch wem die eigenen Gefühle noch fremd sind (Seite 94 bis 101), dem geben die Emotionen anderer Menschen erst recht Rätsel auf. Deshalb müssen ADS-Kinder lernen, die Gestik und Mimik von anderen zu deuten und zu verstehen, welche Gefühle dahinter stecken.

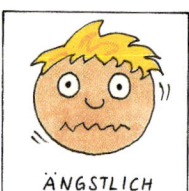
ÄNGSTLICH

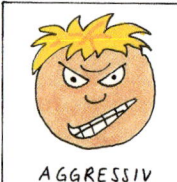
AGGRESSIV

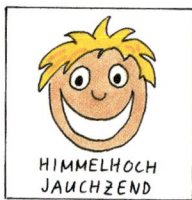
HIMMELHOCH JAUCHZEND

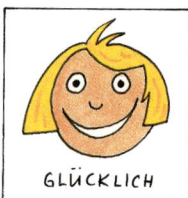
GLÜCKLICH

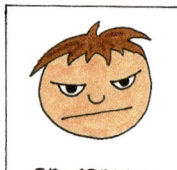
FRUSTRIERT

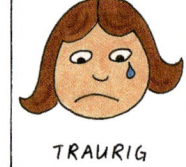
TRAURIG

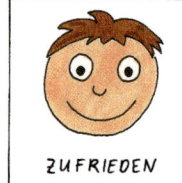
ZUFRIEDEN

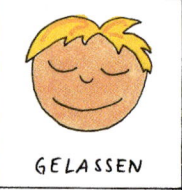
GELASSEN

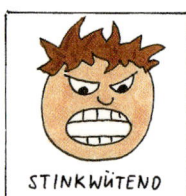
STINKWÜTEND

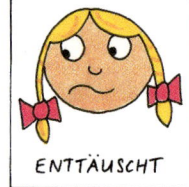
ENTTÄUSCHT

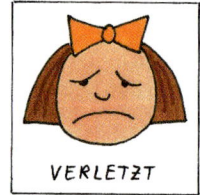
VERLETZT

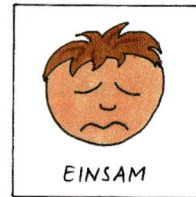
EINSAM

Auszeit zum Beruhigen

Von Verhaltenstherapeuten viel gerühmt, aber bei ADS-Kindern oft nur schwer und mit großer Anstrengung durchzuführen: Auszeiten. Experten empfehlen ein »Time-out« vorrangig bei aggressivem Verhalten und heftigen Wutattacken. Auszeiten sollen aber keine Strafe sein, sondern eher der Beruhigung dienen. Das ist manchmal nicht ganz einfach, vor allem in der Öffentlichkeit!

Dabei ist das Prinzip eigentlich simpel: Verhält Ihr Kind sich aggressiv und reagiert es nicht auf die Aufforderung, etwas zu unterlassen, sagen Sie ihm ganz deutlich, dass es jetzt in die Auszeit geht. Dafür bringen Sie es vom Ort des Geschehens weg an einen Platz, der absolut reizarm und langweilig ist, etwa das Badezimmer: kein Spielzeug, kein Fernseher, keine Musik, kein Essen. Wichtig ist, dass das Kind das Gefühl hat, etwas Spannendes zu verpassen.

Nun stellen Sie einen Wecker: eine Minute pro Lebensjahr. Außer Ihrer Anweisung sprechen Sie nicht mehr mit dem Kind. Es muss jetzt so lange still an diesem Ort bleiben, bis die Uhr klingelt. Schreit, tobt und wütet es, läuft die Zeit erst, wenn es sich tatsächlich beruhigt hat.

So weit die Theorie – doch die Praxis sieht gerade mit ADS-Kindern oft ganz anders aus. Schließlich sind sie Meister darin, in Windeseile mit wenigen Dingen ein gigantisches Chaos anzurichten. Wundern Sie sich also nicht, wenn Ihr Sprössling tatsächlich still im Badezimmer hockt: Er könnte Ihre Schminktasche entdeckt haben oder gerade Ihr teures Lieblingsparfüm versprühen!

Andere ADS-Kids sind gar nicht gewillt, in eine Auszeit zu gehen. Resultat: Sie bleiben nicht im Time-out-Raum, randalieren und wüten, zerstören vielleicht sogar Möbel oder Türen. Probieren Sie also aus, ob diese Methode bei Ihrem Kind zum Erfolg führt. Wichtig ist immer, dass Sie mit ihm vorab darüber sprechen, was Sie vorhaben – nicht einfach beim nächsten Ausrasten damit beginnen.

Statt für die Auszeit in einen anderen Raum zu gehen, kann Ihr Kind sich auch mit dem Gesicht zur Wand setzen oder stellen. Bleiben Sie notfalls hinter ihm stehen, und halten Sie es leicht an den Schultern fest. Doch bevor Sie riskieren, dass Ihr Kind nur noch stärker wütet, ist es wohl besser, die ganze Aktion abzubrechen. Denken Sie sich dann lieber eine andere Unannehmlichkeit für Ihren Wüterich aus.

Wichtig: Ausbrüche sollen nicht folgenlos bleiben

Gefühls-Detektiv

Kopieren Sie die gezeichneten Gesichter von Seite 110 etwas vergrößert, kleben Sie sie auf Karton, und schneiden Sie gleichgroße Kärtchen aus. Ziehen Sie dann aus dem Stapel eine Karte, und stellen Sie dieses Gefühl durch Mimik und Gesten dar. Ihr Kind soll Detektiv spielen: Welches Gefühl steckt dahinter? Was könnte dieses Gefühl ausgelöst haben? Welche Reaktion wünscht sich der andere wohl? Sind alle Fragen geklärt, ist Ihr Sprössling oder der nächste Mitspieler an der Reihe, eine Karte zu ziehen.

Gefühls-Memory

Woher kommen Gefühle? Was erzeugt angenehme, was unangenehme Gefühle? Suchen Sie gemeinsam mit Ihrem Kind zu den Gefühlen auf Ihren Kärtchen (Seite 110) jeweils Fotos aus Zeitschriften, die eine Ursache für dieses Gefühl zeigen. Zum Beispiel wird das Gefühl »glücklich« dargestellt durch ein Kind, das am Strand herumspringt; oder das Gefühl »einsam« durch jemanden, der allein in einem Café sitzt. Das Suchen nach solchen Bildern ist übrigens eine wunderbare Gelegenheit für Gespräche über Gefühle. Kleben Sie die ausgeschnittenen Fotos dann ebenfalls auf passende Kärtchen. Nun können Sie damit Memory spielen. Gefühl und Ursache bilden jeweils ein Paar.

Gefühle-Ping-Pong

Setzen Sie sich einander gegenüber, so dass Sie sich gegenseitig gut beobachten können. Nun fragen Sie Ihr Kind, wie es sich heute fühlt und warum. Es sagt vielleicht: »Ich fühle mich heute richtig glücklich, weil ich schulfrei habe und die Sonne scheint.« Das wiederholen Sie, äußern Verständnis dafür, bringen dann aber ein anderes Gefühl ins Spiel, wie: »Ich verstehe, dass du glücklich bist, weil du freihast und die Sonne scheint. Ich fühle mich dann eher unruhig.« Jetzt ist Ihr Sprössling wieder dran: »Ich verstehe, dass du dich unruhig fühlst. Ich fühle mich eher unruhig, wenn ich eine Arbeit schreiben muss.« Nun wieder Sie: »Ich verstehe, dass du dich unruhig fühlst, wenn du eine Arbeit schreiben musst. Ich fühle mich dann eher angespannt …« So geht es wie beim Ping-Pong-Spiel immer hin und her. Und es ist interessant zu hören, welche unterschiedlichen Gefühle Situationen hervorrufen können. Wichtig ist, dass keiner dem anderen widerspricht, sondern Verständnis für die Gefühle des anderen zeigt.

Jeder hat eigene Gefühle

Gefühls-Wandel

Verständnis für die Gefühle anderer

Nehmen Sie wieder Ihre Gefühle-Kärtchen (Seite 110) zur Hand. Legen Sie nur die unangenehmen Gefühle auf einen Stapel, und ziehen Sie eine Karte davon. Nun stellen Sie dieses Gefühl in einer kleinen Szene dar. Zum Beispiel: »Ich bin sehr traurig, weil ich eine Fünf im Diktat geschrieben habe.« Ihr Kind hat jetzt die Aufgabe, so auf Sie und Ihre Gefühle einzugehen, dass am Ende das negative in ein positives Gefühl umgewandelt ist, Sie also in dem Beispiel nicht mehr traurig sind, sondern zuversichtlich. Bei diesem Spiel kann Ihr Kind üben, sich besser in andere hineinzuversetzen.

Starke Gefühle

Gefühlsvarianten darstellen

Nur ein bisschen sauer oder schon fast schäumend vor Wut? Das ist manchmal gar nicht so leicht zu erkennen. Bereiten Sie eine Skala von Eins bis Fünf vor. Nun ziehen Sie wieder eines Ihrer Gefühle-Kärtchen (Seite 110) und spielen Ihrem Kind diese Emotion vor. Entscheiden Sie sich dabei, welche Intensität das Gefühl auf Ihrer Skala haben soll. Ihr Sprössling muss nun erkennen, wie stark Ihre Emotionen sind – nur ganz sanft (eins), mittelmäßig (drei) oder sehr heftig

(fünf). Sie können das Ganze auch umdrehen und Ihrem Kind die Aufgabe stellen: Zeig mir mal, wie Du richtig heftig wütend bist. Oder wie die Wut langsam von Stärke eins der Skala bis zu Stärke fünf anschwillt.

Streiten lernen

Konflikte, Streitereien und Meinungsverschiedenheiten wird es immer geben. Auch ADS-Kinder müssen lernen, damit zu leben. Es nützt nichts, die Augen davor zu verschließen, bis sich schließlich so viel Frust und Ärger angestaut hat, dass es richtig knallt. Vermitteln Sie Ihrem Sprössling deshalb schon frühzeitig eine Streitkultur: Wenn es mal Ärger gibt, bricht die Welt nicht gleich zusammen. Konflikte können auch eine Herausforderung und eine Chance sein – wenn es gelingt, sie fair auszutragen und sie konstruktiv und einvernehmlich zu lösen.
Üben Sie deshalb mit Ihrem ADS-Kind zu Hause wichtige Streitregeln ein, am besten im Rahmen von »Familienkonferenzen«. Dabei treffen sich alle Familienmitglieder mindestens einmal in der Woche, um alles Wichtige zu besprechen. Jeder darf seine Anliegen, egal ob freudige, kritische oder problematische, zur Sprache bringen.

Auch Streiten will gelernt sein

Streitregeln

▶ Wir versuchen auch im Streit ruhig, möglichst leise, höflich und sachlich miteinander zu reden. Wir verkneifen uns alle Schimpfworte, Beleidigungen und persönlichen Vorwürfe (nach dem Motto »Du bist immer so gemein«).

▶ Wir formulieren Ich-Botschaften, wie »Ich bin traurig, wenn ich nicht mitspielen darf«.

Oberste Regel: ausreden lassen

▶ Ist das Problem auf dem Tisch, haben alle, die daran beteiligt sind, Gelegenheit, ihre Sicht der Dinge darzustellen und ihre Interessen zu formulieren.

▶ Dann suchen wir gemeinsam nach Lösungen. Jeder überlegt, was er tun kann, um das Problem zu beseitigen – zur Zufriedenheit aller. Wer eine Lösung weiß, erläutert sie.

▶ Nun überlegen wir alle gemeinsam, welche der Lösungen für alle Beteiligten gerecht und machbar ist. Welcher Kompromiss muss eventuell geschlossen werden, damit jeder zu seinem Recht kommt?

▶ Ist eine Lösung gefunden, werden alle Details dazu festgelegt. Zum Schluss müssen alle Beteiligten zustimmen.

▶ Ein versöhnendes Ritual beendet den Konflikt: Wir fassen uns an den Händen und sagen »Frieden« oder Ähnliches.

Kooperationsspiele

Gemeinsam statt gegeneinander handeln – so geht vieles besser. Diese Botschaft sollten Sie Ihrem Kind so oft wie möglich vermitteln – gerade, wenn es eher den Konfrontationskurs fährt.

● Legen Sie mal mit der ganzen Familie ein großes Puzzle. Dazu alle Teile gleichmäßig auf die Mitspieler verteilen. Der Jüngste darf zuerst legen. Dann geht es reihum weiter. Beim anderen schauen, ob was passt, ist dabei im Sinne der Kooperation ausdrücklich erlaubt.

● Setzen Sie sich Ihrem Kind gegenüber auf den Boden, beide mit gegrätschten Beinen. Einer nimmt die beiden Enden eines Seils in die Hände, der andere fasst die Seilmitte. So hinsetzen, dass das Seil gespannt ist. Nun bewegt sich einer von Ihnen nach vorn. Sein Gegenüber muss sich dabei so weit nach hinten beugen, dass das Seil immer straff bleibt. Da ist gute Abstimmung aufeinander gefragt.

Teamwork ist gefragt

● Mit einem großen Seil springen – auch das klappt nur, wenn alle gut zusammenarbeiten. Zwei schlagen das Seil ruhig und gleichmäßig. Der Dritte läuft im richtigen Augenblick hinein und springt. Ganz schwierig wird's, wenn zwei Kinder versuchen, gleichzeitig zu springen.

Aggressionen zügeln

Wut im Bauch haben, das ist in
Ordnung. Aber sie an anderen
auslassen, aggressiv und handgreiflich werden, das sollte wirklich niemand. Denn selbst wenn
ADS-Kinder es eigentlich nicht
böse meinen, sondern eher etwas
ruppig, hilflos und überfordert
sind: Aggressives Verhalten ist
kein geeignetes Mittel, um die
Wut aus dem Bauch herauszulas-
sen. Und eine Lösung in Konfliktsituationen ist Zuschlagen
schon gar nicht. Am Besten ist es
also, ADS-Kinder lernen schon
beizeiten, ihre Aggressionen zu
zügeln und in zivilisierte Bahnen
zu lenken. Einige Tipps dafür finden Sie auf Seite 100 und 101.
Hier noch ein paar zusätzliche
Anregungen.

Zauberwort

Ihr Kind kann lernen, in Gegen-
wart anderer seine Aggressionen
heimlich »wegzuzaubern«. Suchen Sie dafür mit Ihrem Kind
ein »Zauberwort«. Das muss kein
richtiges Wort sein. Auch fantasievoll aneinander gereihte Silben
(wie »Makadam«) klingen sehr
geheimnisvoll. Dieses Zauberwort wird ab jetzt der ständige
Beschützer Ihres Kindes: Immer
wenn es auszurasten droht, muss
es dieses Wort beschwören.

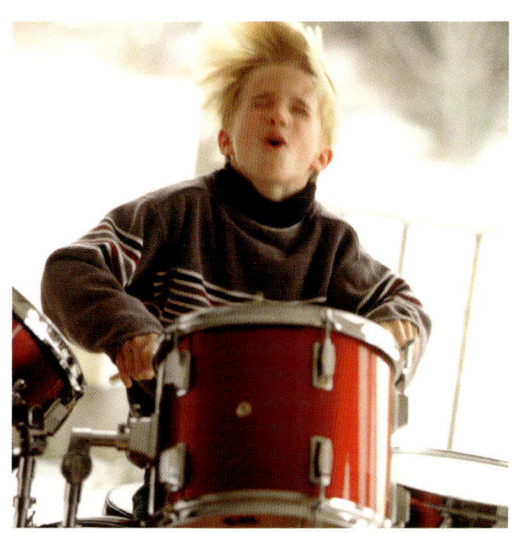

Gewaltfrei Luft machen

Die einfachste Lösung bei Wut:
Rückzug statt Angriff, und seine
Aggressionen durch friedliche
Aktivitäten abbauen.
● Schenken Sie Ihrem Kind doch
eine stabile Handtrommel. Auf
die kann es mit der flachen Hand
oder den Fingern so lange einschlagen, bis es sich wieder beruhigt hat.
● Statt auf andere loszugehen,
kann Ihr Sprössling Schattenbo-
xen machen. Dabei kommt es
nicht auf perfekte Bewegungen
an – Hauptsache, seine Aggressionen werden abgebaut. Besonders wohltuend dabei ist lautes
Stöhnen und Brüllen. Und den
Atem immer kräftig aus dem of-
fenen Mund auspusten.

**Ein Schlag-
zeug ist
ideal zum
Abreagieren.**

**Boxen geht
auch ohne
Blutver-
gießen**

Fair kämpfen

Wut macht stark. Und warum sollten Kinder nicht auch mal ihre Kräfte miteinander messen, nicht nur beim Sport. Auch miteinander »raufen« kann Aggressionen wirkungsvoll abbauen – vorausgesetzt, der Kampf ist wirklich fair und auf keinen Fall gewalttätig.

Kräfte messen, ohne sich weh zu tun

Wichtig sind deshalb ganz klare Regeln, denen beide »Kämpfer« vorab zustimmen müssen. Außerdem wird ein neutraler Schiedsrichter gebraucht, und es muss für beide Beteiligten die Möglichkeit bestehen, den Kampf jederzeit abbrechen zu können, wenn sie nicht mehr weitermachen wollen. Ein lautes »Stopp« muss reichen, damit Schluss ist. Unter diesen Bedingungen kann es sogar Spaß machen, zu »raufen« – vielleicht sogar mit Familienmitgliedern.

Über die Linie schieben

Zeichnen Sie im Abstand von etwa zwei Metern zwei Linien auf den Boden. Die beiden »Kämpfer« stehen sich innerhalb dieser Linien gegenüber, fassen sich wieder gegenseitig an den Unterarmen und versuchen, den anderen aus dieser Begrenzung hinauszuschieben. Sieger ist, wer innerhalb der Linien bleibt.

Oder zwei Spieler versuchen auf einem Holzbalken ohne Treten und Schubsen den anderen vom Balken zu drücken.

Das Gleichgewicht halten und dabei kämpfen

Schaumschläger

Die perfekte »Waffe« für faire Kämpfe sind »Batacas«, mit Stoff überzogene Schaumstoffschläger (Anhang Seite 124), die nicht weh tun. Trotzdem dürfen die »Kämpfer« damit nur Treffer am Körper des anderen landen. Die Dauer des Kampfes wird strikt begrenzt, etwa auf zwei Minuten. Und der Kampf wird sofort beendet, wenn einer der beiden Beteiligten aufhören möchte. Am Schluss bedanken sich beide beim anderen dafür, dass sie diesen Kampf zusammen ausgefochten haben.

Kopf und Gesicht sind tabu

Faustkampf

Beide Kontrahenten stellen sich einander gegenüber. Einer macht eine feste Faust, der andere muss versuchen, die Faust zu öffnen oder seinen Gegner dazu zu bringen, sie zu öffnen. Erlaubt ist alles, was Erfolg verspricht – außer Gewaltanwendung, versteht sich! Gelingt es, werden die Rollen getauscht. Der Schiedsrichter kann auch die Zeit stoppen, die jeder braucht, um gewaltfrei ans Ziel zu kommen.

Coaching-Kniffe

● Zügeln Sie Ihr eigenes Temperament. Eltern, die selbst schnell aus-rasten oder gar aggressiv werden, sind kein gutes Vorbild. Bemühen Sie sich gerade in Streitfällen und Konfliktsituationen darum.

● Stellen Sie ganz eindeutige Regeln auf: Schlagen, beißen, treten – jede Art von Gewaltanwendung ist absolut verboten. Reden statt schlagen heißt die Devise!

● Sagen Sie Ihrem Sprössling immer wieder in entsprechenden Situa-tionen, was Ihnen oder anderen Kindern weh tut. Ein hartes Anrem-peln, ein heftiges Knuffen, das ein schmerzunempfindliches ADS-Kind vielleicht nicht als schlimm empfindet, können für andere Menschen sehr unangenehm sein. Das muss Ihr Kind akzeptieren.

● Beobachten Sie kritisch, in welchen Situationen Ihr Kind besondere Schwierigkeiten im Umgang mit anderen hat, wann es aggressiv rea-giert. Vielleicht können Sie ihm dann gezielt helfen, Lösungen zu fin-den und sich anders zu verhalten. Gehen Sie solche Situationen zu Hause in Ruhe mit ihm durch.

● Halten Sie sich mit Wertungen und Urteilen zurück, wenn Ihr Sprössling Ihnen von Streitigkeiten und Konflikten berichtet – aber auch, wenn andere sich bei Ihnen über Ihr Kind beschweren.

● Unterstützen Sie Ihr Kind dabei, eigene Lösungen für Konflikte mit Freunden, Klassenkameraden und Lehrern zu finden. Fragen Sie höchstens: »Was könntest du denn machen? Fällt dir etwas ein? Wie weit willst du gehen?« Suchen Sie gemeinsam die beste Strategie. Wichtig ist, dass Sie Ihr Kind nicht entmündigen, es aber auch nicht mit seinen Problemen allein lassen.

● Bringen Sie Ihren Sprössling so viel wie möglich mit anderen Kin-dern zusammen. Mag er keine größeren Gruppen, kann er vielleicht regelmäßig mit einem oder zwei anderen Kindern spielen. Das ist ein wichtiges Training fürs Sozialverhalten.

● Beim Besuch von Gruppen hilft es ADS-Kindern manchmal, wenn sie als Erste da sind. Dann können sie sich erst einmal orientieren, ohne dass sofort viele Reize auf sie einströmen.

● Melden Sie Ihr Kind, wenn es Lust dazu hat, in einer Musikgruppe an. Musikmachen fördert nicht nur die Konzentration, Kreativität und motorische Fähigkeiten. Musizierende Kinder sind, wie Studien bele-gen, auch emotional stabiler, sozial fähiger und weniger aggressiv.

10. Selbstbewusster und stabiler werden

Ihr Kind

- traut sich selbst wenig zu,
- leidet unter Minderwertigkeitsgefühlen,
- ist oft traurig, bedrückt und niedergeschlagen,
- neigt zu depressiven Verstimmungen,
- ist ängstlich und unsicher,
- wird häufig gehänselt, vielleicht sogar gemobbt,
- schwindelt und prahlt, um selbst besser dazustehen.

Viele Schwierigkeiten, wenig Anerkennung – das ist das Los von ADS-Kindern. Kein Wunder, dass bei vielen von ihnen das Selbstbewusstsein tief im Keller ist. Zu oft müssen sie schon in frühen Jahren eine Niederlage nach der anderen einstecken. Zu oft werden sie von Gleichaltrigen ausgegrenzt und von Erwachsenen als **Die Stärken** »unmögliches« Kind abqualifi- **betonen** ziert. Und zu oft wird mit dem Finger nur auf ihre Schwächen gezeigt, statt ihre Stärken hervorzuheben. Klar, dass ADS-Kinder meinen, nichts wert zu sein, dass sie sich eher als Versager, als Loser auf der ganzen Linie sehen –

und sich damit immer stärker selbst blockieren.

Sie als Eltern bekommen dann nicht selten Sprüche wie »Dafür bin ich sowieso zu blöd!«, »Das brauche ich erst gar nicht zu versuchen« oder »Mich will ohnehin niemand haben« um die Ohren gehauen. Das sollte Sie sehr hellhörig machen. Dann ist es höchste Zeit, konsequent gegenzusteuern und das Selbstbewusstsein Ihres Kindes gezielt zu stärken, damit es nicht zum Schlimmsten kommt: zu Angstzuständen, Depressionen oder sogar Selbstmordgedanken – leider kein Einzelfall bei ADS-Kindern!

Betreiben Sie also ein gezieltes **Das Selbst-** Aufbautraining für das Selbst- **bewusstsein** wertgefühl und das Selbstbe- **aufpeppen** wusstsein Ihres Kindes. Dabei helfen auch die Anregungen, die Sie in den anderen Abschnitten finden. Denn egal ob Sie die Körperwahrnehmung, die Konzentrationsfähigkeit oder das Sozialverhalten Ihres Sprösslings fördern – je besser er in seinem Leben zurechtkommt, desto selbstbewusster wird er auch werden. Und vermitteln Sie ihm immer wieder, dass er toll und etwas ganz Besonderes ist.

WICHTIG

Lob im Überfluss

Lob und Anerkennung können ADS-Kinder nie genug bekommen. Das wissen Sie schon. Doch solche »verbalen Bonbons« helfen nicht nur dabei, gewünschtes Verhalten zu verstärken – sie sind auch der ultimative Kick fürs Selbstwertgefühl und Selbstbewusstsein Ihres Kindes. Setzen Sie Lob also ruhig gezielt ein, bauen Sie Ihren Sohn oder Ihre Tochter damit auf – vor allem wenn andere es nicht tun. Dabei müssen Sie nicht ständig große Lobeshymnen singen. Ein kurzes »Gut gemacht« zwischendurch und einmal öfter am Tag bringt oft viel mehr. Und bleiben Sie vor allem ehrlich dabei. Gerade ADS-Kinder haben ein feines Gespür für Übertreibungen und Heucheleien. Seien Sie also auf jeden Fall authentisch. Sonst erzeugen Sie nur Misstrauen! Und verkneifen Sie sich kleine kritische Schlenker, wie »Das hast du toll gemacht, aber ...«. Wenn Sie nicht aus vollem Herzen heraus Lob aussprechen können, lassen Sie es besser sein. Es kommt bestimmt bald eine neue, bessere Gelegenheit, um das Selbstbewusstsein Ihres Kindes zu pushen.

Nur ehrliches Lob aussprechen

Exklusivzeit

Jedes Kind ist einzigartig – auch Ihres. Zeigen Sie ihm das, indem Sie ihm ganz allein und exklusiv Zeit schenken. Keine Angst, Sie müssen dafür nicht Ihren ganzen Terminkalender umorganisieren. Es muss gar nicht viel sein, eine Viertelstunde täglich kann schon ausreichen. Wichtig ist, dass diese Zeit tatsächlich ausschließlich Ihrem Kind gehört.

»Jetzt bin ich nur für dich da«!

Da darf wirklich niemand stören – auch Geschwister nicht, die natürlich ebenfalls ihre Exklusivzeiten bekommen sollten. Machen Sie es sich in dieser Zeit gemeinsam so nett wie möglich. Ziehen Sie sich zu zweit zurück, schließen Sie die Tür hinter sich, damit Sie ungestört sind. Und – das empfehlen Verhaltenstherapeuten für solche Sonderzeiten – überlassen Sie mal komplett Ihrem Kind die Initiative. Es darf allein aussuchen, was Sie zusammen machen. In seiner Exklusivzeit ist Ihr Sprössling der Spielleiter, und Sie entspannen sich und machen ohne zu murren einfach nur mit, egal was Ihr Kind mit Ihnen gemeinsam machen möchte. Das tut Ihrer Beziehung gut – und dem Selbstbewusstsein Ihres Kindes auch.

»Das-war-Spitze-Buch«

Gute Zeiten, schlechte Zeiten – auch das ist nur eine Frage der Sichtweise. Wer immer nur die unangenehmen Dinge im Auge hat, glaubt irgendwann garantiert, das Leben würde nur aus Fehlschlägen und schlechten Tagen bestehen. Helfen Sie Ihrem Kind dabei, ganz bewusst stärker an die guten Zeiten zu denken. Schenken Sie ihm ein dickes Heft oder Fotoalbum, und gestalten Sie den Einband zusammen be-

Sich groß und stark fühlen – das macht Kinder selbstbewusst.

sonders schön. Darin kann Ihr Sprössling alles sammeln, was »Spitze« war. Er kann Bilder hineinmalen, die an eine solche Situation erinnern, später vielleicht tagebuchartig etwas notieren, Fotos oder andere Erinnerungsstücke einkleben und andere bitten, ihm etwas Nettes hineinzuschreiben. Am besten helfen Sie ihm anfangs dabei und geben ihm auch später immer wieder etwas für sein Buch. Und vergessen Sie auch nicht, ganz bewusst schöne und erfolgreiche Momente in Fotos festzuhalten: Ihr Kind als strahlender Wandersmann, flotte Radfahrerin oder hämmernder Handwerker – das ist der Stoff, aus dem Selbstbewusstsein ist.

Unvergessliche Höchstleistungen

Stammbaum

Selbstbewusstsein setzt auch Geborgenheit voraus – und die findet ein Kind zuallererst im Kreise seiner Familie. Malen Sie doch mit Ihrem Kind einen großen Baum. An den hängen Sie dann Äpfel mit den Namen aller Familienangehörigen – und mittendrin Ihr Kind.

Besonders viel Spaß macht es, auf einem Familienfest einen Stammbaum zu gestalten. Dann sind viele Mitglieder der Familie da und können für das Wachsen des Baumes sorgen. Hübsch sind

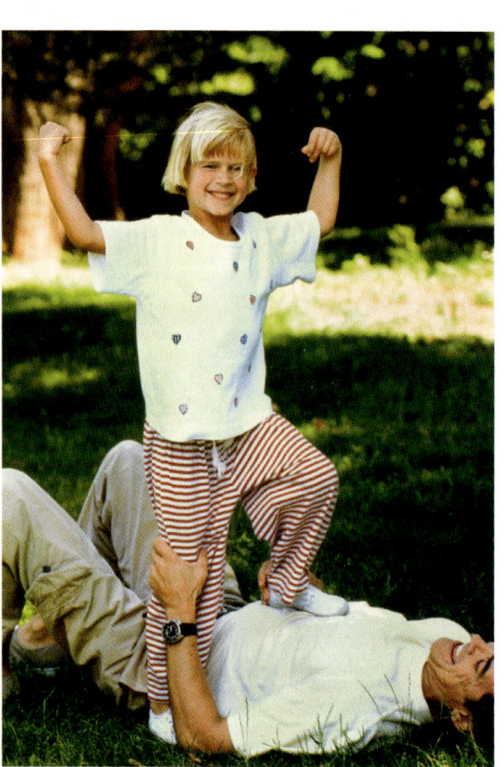

auch Fotos, die auf die Äpfel geklebt werden. Dann sind unten die Urgroßeltern, darüber die Großeltern, die Eltern und die Kinder. An den Seiten sieht man die Tanten und Onkel und deren Kinder, also die Cousins und Cousinen Ihres Kindes.

Geborgen im Kreis der Familie

Nach Komplimenten fischen

Komplimente heben das Selbstwertgefühl ungemein. Fischen Sie deshalb in der Familienrunde einmal gezielt nach welchen. Jeder bekommt einen Zettel und schreibt seinen Namen darauf. Dann wandert der Zettel an den Nachbarn rechts. Der notiert darauf ein Kompliment, das er dieser Person machen möchte. Danach wandert der Zettel weiter, bis er wieder bei seinem Besitzer angekommen ist. Nun lesen alle ihre »gefischten« Komplimente vor.

Positiv denken

Es macht einen großen Unterschied, ob man ein Glas als halb leer oder halb voll betrachtet! Sammeln Sie einmal mit Ihrem Sprössling Eigenschaften, die ihm von Erwachsenen oft vorgeworfen werden, wie laut, wild, chaotisch, unruhig … Nun versuchen Sie, diese »Negativ-Liste« ins Positive zu übertragen: dann wird

Ein neues Selbstbild entsteht

»laut« zu »energisch«, »wild« zu »aktiv«, »chaotisch« zu »kreativ«, »unruhig« zu »energiegeladen« und so weiter. Ihr Kind sieht sich hinterher ganz neu.

Ich bin toll!

Setzen Sie sich einmal in Ruhe mit Ihrem Kind hin, und überlegen Sie gemeinsam, was es alles gut kann: Ich bin toll, weil ich gut singen, gut mit Holz arbeiten, schnell laufen … kann. Ihr Kind schreibt oder malt alles auf kleine Zettel. Dann kleben Sie in die Mitte einer großen Pappe ein Foto Ihres Kindes und alle Zettel drumherum. Dieses »Ich-bin-toll-Poster« kommt in das Zimmer Ihres Sprösslings. Und jedes Mal, wenn er etwas Neues gelernt hat, kommt ein Zettel dazu.

Poster fürs Selbstbewusstsein

Ihr Kind ist wertvoll

Kein Kind gleicht dem anderen. Und jedes für sich ist wertvoll. So ist auch Ihr ADS-Kind mehr als nur die Summe seiner schwachen und starken Seiten. Es ist eine ganz einzigartige Persönlichkeit mit einer ganz einmaligen Kombination aus individuellen Fähigkeiten, Eigenschaften, aber auch Schwierigkeiten und Macken. Akzeptieren und tolerieren Sie das nicht nur, sondern achten und respektieren Sie es. Nehmen Sie

Ihr Kind ernst. Schenken Sie seiner ganzen kindlichen Persönlichkeit die Wertschätzung, die sie verdient und braucht, um sich zu ihrem Wohle frei entfalten zu können. Geben Sie ihr den Halt und die Steuerung von außen, die sie dringend braucht.

Keine Duckmäuser erziehen

Aber erziehen Sie Ihr Kind nicht zu Anpassung und Duckmäusertum. Gerade ADS-Kinder, die tagtäglich mit vielen Schwierigkeiten zurechtkommen müssen, entwickeln mit gezielter und liebevoller Unterstützung später oft ein enormes Durchhaltevermögen und erstaunliche Fähigkeiten, um Krisen zu meistern. Schrauben Sie Ihre Erwartungen an Ihren Sprössling nicht zu hoch. Das würde ihn unnötig unter Druck setzen. Aber sagen Sie ihm immer wieder, dass er ganz viel schaffen kann. Vertrauen Sie jederzeit auf das, was in ihm steckt. Das gibt ihm Kraft, Mut und Selbstvertrauen. Viel mehr können Sie ihm nicht mit auf seinen Lebensweg geben. Wenn Sie das schaffen, haben Sie eine enorme Leistung vollbracht. Halten Sie durch – für Ihr Kind, aber auch für sich selbst. Sie schaffen es. Viel Glück dabei!

Vertrauen in die Fähigkeiten des Kindes haben

Coaching-Kniffe

- Sehen Sie Fehler nicht als Niederlagen, sondern als Herausforderung. Machen Sie Ihrem Kind klar, dass darin eine Chance steckt, es besser zu machen.
- Wenn etwas nicht so gut gelaufen ist, ignorieren Sie es möglichst. Ihr Kind weiß das schon meistens selbst.
- Betonen Sie dagegen jeden Fortschritt, jede Verbesserung. Und heben Sie vor allem immer wieder auch die Bemühungen Ihres Kindes hervor: Loben Sie seine Anstrengungen!
- Wer selbstbestimmt handeln kann, wird selbstbewusster. Lassen Sie deshalb Ihren Sprössling möglichst oft selbst Entscheidungen treffen. Zeigen Sie ihm verschiedene Möglichkeiten auf, und lassen Sie ihm dann die Wahl. Und akzeptieren Sie, wann immer es möglich ist, dass er mehr und mehr nach seinem eigenen Willen entscheidet.
- Stärken Sie Ihrem Kind vor allem den Rücken, wenn es gefrustet ist. Dann ist Unterstützung besonders gut fürs Selbstwertgefühl.
- Schenken Sie Ihrem Sprössling viel Nähe, Zärtlichkeit und Körperkontakt. Streicheleinheiten für Haut und Haar nähren auch die Seele und das Selbstbewusstsein.

Zum Nachschlagen

Bücher, die weiterhelfen

Aust-Claus, E. / Hammer, P.-M., *Das A.D.S.-Buch*; Oberstebrink

Ayres, J., *Bausteine der kindlichen Entwicklung. Die Bedeutung der Integration der Sinne für die Entwicklung des Kindes*; Springer Verlag

Döpfner, M. / Schürmann, S. / Lehmkuhl, G., *Wackelpeter und Trotzkopf*; Beltz

Ettrich, C., *Konzentrationstrainings-Programm für Kinder. Anleitungsbuch, Vorschulalter, 1. und 2. Schulklasse, 3. und 4. Schulklasse; dazu jeweils Arbeitshefte*; Vandenhoek & Ruprecht

Högl, B. / Huss, M., *Tatsache ADHD – Fakten statt Mythen*; Trias

Hüther, G. / Bonney, H., *Neues vom Zappelphilipp –ADS/ADHS: verstehen, vorbeugen, behandeln*; Walter/Patmos Verlag

Huss, M., *Medikamente und ADS. Gezielt einsetzen, umfassend begleiten, planvoll absetzen*; Urania

Kiesling, U., *Sensorische Integration im Dialog*; Verlag Modernes Lernen

Krowatschek, D., *ADS – Diagnose und Training*; Verlag Modernes Leben

Lauth, G.W. / Schlottke, P. / Naumann, K., *Rastlose Kinder, ratlose Eltern. Hilfen bei Überaktivität und Aufmerksamkeitsstörungen*; dtv

Neuhaus, C., *ADHS bei Kindern, Jugendlichen und Erwachsenen*; Kohlhammer

Passolt, M. (Hrsg.), *Hyperaktive Kinder: Psychomotorische Therapie*; Ernst Reinhardt Verlag

Pentecost, D., *Alltagsprobleme mit ADS-Kindern wirkungsvoll lösen. Das ADDapt-Programm*; Beltz

Reimann-Höhn, U., *ADS – So stärken Sie Ihr Kind*; Herder spektrum

Reimann-Höhn, U., *Langsam und verträumt. ADS bei nicht-hyperaktiven Kindern*; Herder spektrum

Zimmer, R., *Handbuch der Sinneswahrnehmung. Grundlagen einer ganzheitlichen Erziehung*; Herder

Zimmer, R., *Handbuch der Psychomotorik*; Herder

Weitere Eltern-Ratgeber aus dem Gräfe und Unzer Verlag:

Bannenberg, T., *Yoga für Kinder*

Herold, S., *300 Fragen zur Erziehung*

Koneberg, L. / Förder, G., *Kinesiologie für Kinder*

Kunze, P. / Salamander, C., *Die schönsten Rituale für Kinder*

Nitsch, C. / Hüther, G., *Kinder gezielt fördern*

Nitsch, C., *Der Elternführerschein*

Stamer-Brandt, P. / Murphy-Witt, M., *Das Erziehungs-ABC. Von Angst bis Zorn*

Adressen, die weiterhelfen

Deutschland

AdS e. V. (Elterninitiative zur
Förderung von Kindern, Ju-
gendlichen, Erwachsenen mit
ADS mit/ohne Hyperaktivität)
Postfach 1165
73055 Ebersbach
Tel. 07161/920225
Fax 07161/920226
www.ads-ev.de
E-Mail: geschaeftsstelle@
ads-ev.de

Bundesverband Arbeitskreis
Überaktives Kind e.V.
(BV AÜK)
Bundesgeschäftsstelle
Postfach 410724
12117 Berlin
Tel. 030/85605902
Fax 030/85605970
www.bv-auek.de
E-Mail: bv.auek@t-online.de

Bundesverband
Aufmerksamkeitsstörung /
Hyperaktivität e.V. (BV AH)
Postfach 60
91291 Forchheim
Tel. 09191/704260
Fax 09191/34874
www.bv-ah.de
E-Mail: info@bv-ah.de

Bundesarbeitsgemeinschaft
zur Förderung der Kinder und
Jugendlichen mit
Teilleistungsstörungen e.V
Wendelinstr. 64
50933 Köln
Tel. 0221/4972719
www.bag-tl.de
E-Mail: info@bag-tl.de

Bundesvereinigung SeHT
Selbstständigkeitshilfe bei
Teilleistungsschwächen e.V.
Niedererstr. 105
67071 Ludwigshafen
Tel. 0621/6858842
www.seht.de
E-Mail: bv-v@seht.de

Österreich

ADAPT Aufmerksamkeitsdefi-
zit / Hyperaktivitätsstörungen
Arbeitskreis zur Förderung
von Personen mit AD/HS und
Teilleistungsstörungen
Landstr. / Hauptstr. 84
1030 Wien
Tel. 0676/5165687
www.adapt.at
E-Mail: verein_adapt@
yahoo.com

Schweiz

Elpos Schweiz
Dachverband Elternvereine
für Kinder und Jugendliche
mit leichten psychoorgani-
schen Funktionsstörungen
Postfach 255
3047 Bremgarten
Tel. 03130/13626
www.elpos.ch
E-Mail: info@elpos.ch

Bezugsquelle:
»Batacas« Schaumstoff-
Schläger über:
W. Purschke
Aberlestr. 23
81371 München
Tel. 089/773435
Fax 089/74791382
www.bataca.de
E-Mail: info@bataca.de

Das Jugendamt gibt Hilfe

Sollten Ihnen die Probleme mit Ihrem Kind doch über den Kopf wachsen, scheuen Sie sich nicht, Hilfe bei Fachleuten zu suchen. Zuständig dafür ist – neben Ihrem behandelnden Arzt und Therapeuten – auch Ihr örtliches Jugendamt. Nach dem Kinder- und Jugendhilfegesetz (KJHG) haben Eltern von ADS-Kindern einen Rechtsanspruch auf Hilfe zur Erziehung, zum Beispiel durch Beratung und Betreuung in Krisensituationen, durch eine Familientherapie und eine Psycho- oder Lerntherapie für das Kind.

Verzeichnis der Spiele und Übungen

Sachregister

Hinweis: Die im Buch vorge-
schlagenen Spiele und Übungen finden Sie im Verzeichnis
ab Seite 125, sie wurden deshalb im Sachregister nicht
nochmals berücksichtigt.

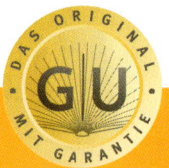

Impressum

Redaktionsleitung:
Ulrich Ehrlenspiel
Redaktion: Silvia Herzog
Lektorat: Petra Kunze
Bildredaktion:
Christine Majcen-Kohl

Illustrationen: Saskia Kölliker
Fotos: Corbis: U1, S. 4, 6, 14, 17,
23, 72, 75, 83, 85, 101, 115;
IFA: S. 10, 35, 37, 42, 62, 65, 90,
93, 95, 104; Getty Images: S. 41;
Imagine: S. 38 (Mädchen); JAKO-O
GmbH: S. 38 (Roller), 56; Jump:
S. 77; Mauritius: S. 29, 91; Picture
Press: U4; Premium: S. 27, 120;
Zefa: S. 66, 106

nschlaggestaltung: indepen-
Medien-Design
ayout: Heinz Kraxenberger
ung: Renate Hutt

nweis

de auf chlorfrei
gedruckt. Um
haben wir
erzichtet.

Wichtiger Hinweis

Die Inhalte dieses Buches
wurden äußerst sorgfältig
recherchiert und geprüft.
Dennoch können nur Sie
selbst entscheiden, ob die
hier geäußerten Vorschläge
und Ansichten auf Ihre eigene Lebenssituation übertrag-
bar und für Sie beziehungs-
weise Ihr Kind passend und
hilfreich sind.
Weder die Autoren noch der
Verlag können für eventuelle
Nachteile oder Schäden,
die aus den im Buch gegebe-
nen praktischen Hinweisen
resultieren, eine Haftung
übernehmen.

Satz: Johannes Kojer, München
Lithos: Repro Ludwig, Zell am See
Druck: Appl, Wemding
Bindung: Sellier

ISBN 978-3-7742-5792-4

4. Auflage 2007

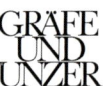

GRÄFE
UND
UNZER

Ein Unternehmen der
GANSKE VERLAGSGRUPPE

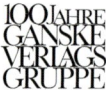

100Jahre
GANSKE
VERLAGS
GRUPPE

Unsere Garantie

Liebe Leserin und lieber Leser,

wir freuen uns, dass Sie sich für ein
GU-Buch entschieden haben. Mit
Ihrem Kauf setzen Sie auf die Qualität,
Kompetenz und Aktualität unserer
Ratgeber. Dafür sagen wir Danke! Wir
wollen als führender Ratgeberverlag
noch besser werden. Daher ist uns
Ihre Meinung wichtig. Bitte senden Sie
uns Ihre Anregungen, Ihre Kritik oder
Ihr Lob zu unseren Büchern. Haben
Sie Fragen oder benötigen Sie weite-
ren Rat zum Thema? Wir freuen uns
auf Ihre Nachricht!

Wir sind für Sie da!
Montag - Donnerstag: 8.00 – 18.00 Uhr;
Freitag: 8.00 – 16.00 Uhr
Tel.: 0180 - 5 00 50 54*
Fax: 0180 - 5 01 20 54*   *(0,14 €/Min. aus
                            dem dt. Festnetz)
E-Mail:
leserservice@graefe-und-unzer.de

P.S.: Wollen Sie noch mehr Aktuelles
von GU wissen, dann abonnieren Sie
doch unseren kostenlosen GU-Online-
Newsletter und/oder unsere kostenlosen Kundenmagazine.

GRÄFE UND UNZER VERLAG
Leserservice
Postfach 86 03 13
81630 München